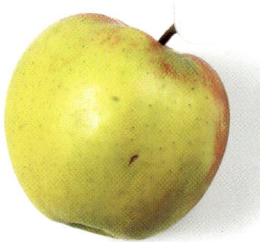

Die Jahres-zeiten-Trennkost

nach Dr. Hay

Elke Schäfer
Weg am Berge 31

45279 Essen

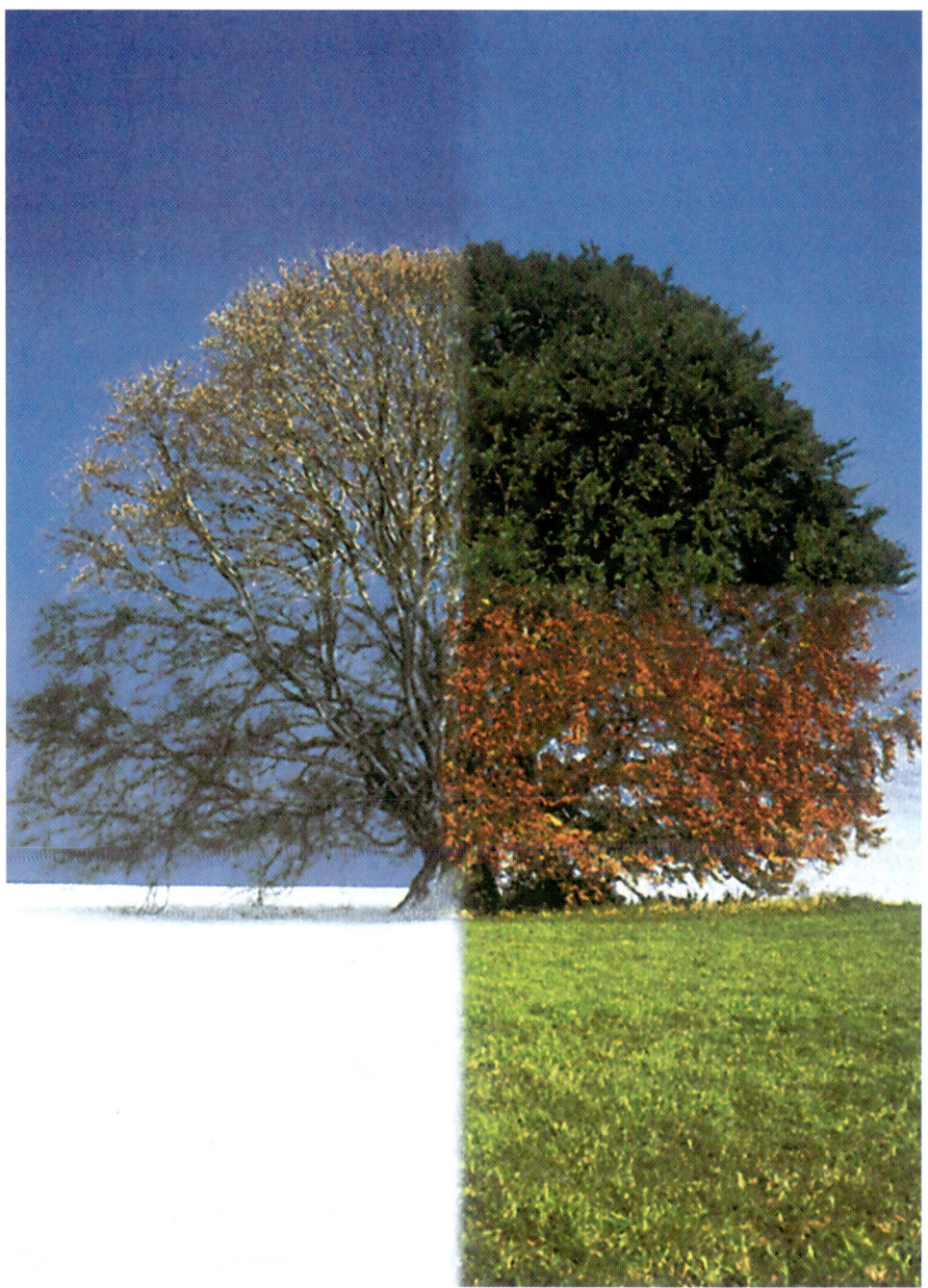

Heike Knophius

Die Jahres-
zeiten-
Trennkost

nach Dr. Hay

Südwest

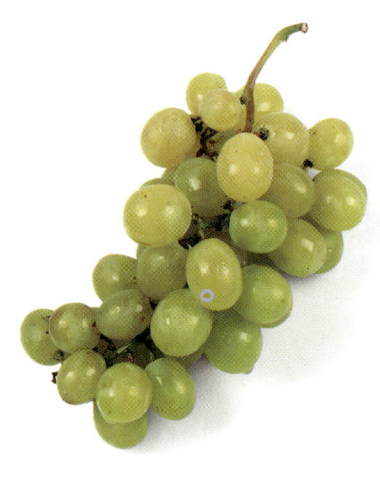

Inhalt

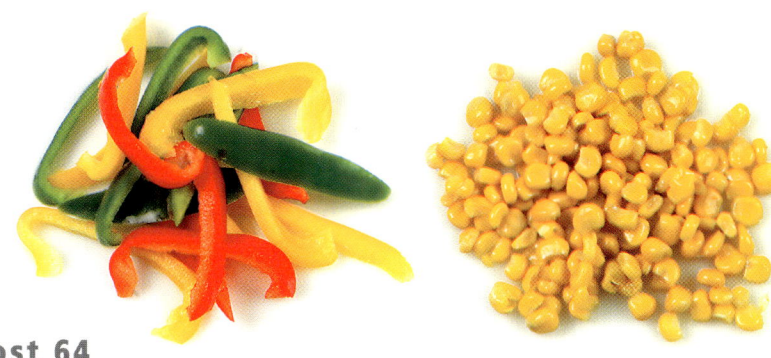

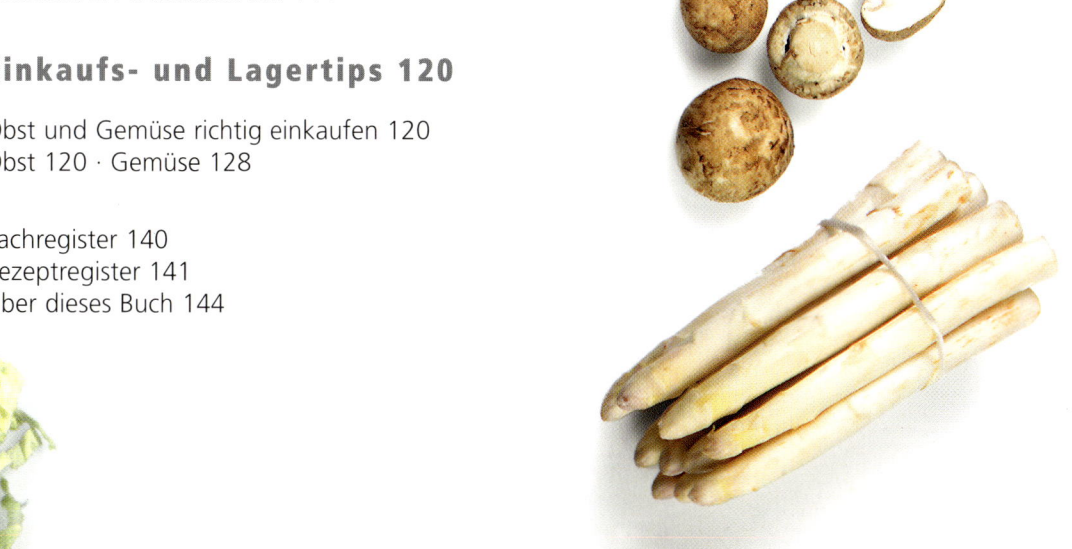

Im Einklang mit der Natur

Alte Weisheiten bewahrheiten sich immer wieder aufs Neue. Dazu zählt heute auch die Rückbesinnung auf das Leben im Einklang mit der Natur. Voraussetzung dafür ist das Wahrnehmen der vier Jahreszeiten mit ihren unterschiedlichen Auswirkungen auf unseren Stoffwechsel und damit auf unser allgemeines Wohlbefinden. Eine bedeutende Rolle spielt dabei die saisonale Ernährung. Früher ernährten sich die Menschen ganz selbstverständlich im Rhythmus der Jahreszeiten. In den kalten Wintermonaten wurden stets mehr kohlenhydrat- und fettreiche und damit kalorienhaltigere Nahrungsmittel verzehrt. Im Frühling und Sommer dagegen dominierten die leichteren, wasserhaltigen und proteinreichen Lebensmittel. Doch wie können wir heute wieder zu jenem natürlichen Essverhalten zurückfinden?

Im Einklang mit der Natur zu leben, bedeutet, sich saisongemäß zu ernähren.

Trennkost nach Jahreszeiten

In diesem Buch können Sie erleben, wie uns die Jahreszeiten-Trennkost auf ideale Weise zu einem Essverhalten verhilft, das uns wieder in Einklang mit den Rhythmen der Natur bringt. Und daher wird getrennt: nicht nur frei nach der Hayschen Trennkost, sondern auch – für das Wohlbefinden ganz entscheidend – nach den Jahreszeiten! Denn nur, wenn sich unser Essverhalten wieder den naturbedingten Gegebenheiten anpasst, können wir widerstandsfähiger werden, können uns ausgeglichener fühlen und unser persönliches Wohlfühlgewicht erreichen. Dabei ist anzumerken, dass das individuelle Wohlfühlgewicht durchaus leichten saisonalen Schwankungen unterliegen kann und darf.

***Vollkornnudeln** enthalten die für die Verdauung so wertvollen Ballaststoffe.*

Das Prinzip der Trennkost ist leicht nachzuvollziehen: Kohlenhydratreiche Nahrungsmittel wie Vollkornprodukte und Kartoffeln
werden jeden Tag, aber nie gleichzeitig mit eiweißreichen Lebensmitteln wie Geflügel, Fisch oder magerem Käse verzehrt. Innerhalb
jeder Gruppe darf jedoch mit neutralen Nahrungsmitteln – zu
ihnen zählen beispielsweise Gemüse, Salat und vollfetter Käse –
kombiniert werden.

Kulturgeschichtliche Hintergründe

Der Trennkostgedanke ist eigentlich keine neue Erkenntnis unserer
Ernährungswissenschaft, sondern basiert vielmehr auf einer langen
kulturgeschichtlichen Entwicklung.
Unsere Vorfahren lebten bereits auf ganz natürliche Weise nach
dem Prinzip der Jahreszeiten-Trennkost, indem sie ihren täglichen
Brei aus Körnern, Wasser, Milch und etwas Fett durch Gemüse und
Obst der jeweiligen Jahreszeit ergänzten. Proteinhaltige Nahrungsmittel wie Fleisch und Fisch wurden hingegen in der Regel nur an
Festtagen genossen.
In vielen Regionen der Erde ernähren sich auch heute noch die
meisten Menschen auf diese Weise, nämlich von einfachen Gerichten auf Reis-, Hirse- und Maisbasis.
Unser Stoffwechsel hat sich im Laufe der Jahrtausende kaum ver-
ändert. Daher ist es nicht verwunderlich, wenn heutige ernäh-
rungswissenschaftliche Erkenntnisse darauf hinweisen, dass auch
die Jahreszeiten-Trennkost eine ideale vollwertige Ernährung für
unsere Zeit darstellt. Wie sie im Einzelnen aussehen sollte, wird in
diesem Buch ausführlich erklärt und im angegliederten Rezeptteil
praktisch und leicht nachvollziehbar umgesetzt.
Denn wer sich auf Dauer rundum wohl fühlen möchte – zufrieden
mit sich und seinem Gewicht –, sollte sich auf unser
ursprüngliches Essverhalten
besinnen und sich
im Rhyth-
mus der
vier Jah-
reszeiten
ernähren.

Das Prinzip der Trennkost nach
Dr. Hay ist einfach: Kohlenhydratreiche Lebensmittel
dürfen nicht mit eiweißreichen
Lebensmitteln kombiniert
werden.

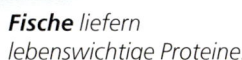

Fische liefern
lebenswichtige Proteine.

Jahreszeiten und Ernährung

Im Rhythmus der Jahreszeiten trennen

Im Winter gelten andere Ernährungsgesetze als im Sommer.

Beobachtet man die Natur, so lässt sich feststellen, wie sich Tiere und Pflanzen in optimaler Weise den saisonalen Bedingungen anpassen. Die Wissenschaft spricht hier von den unterschiedlichen saisonalen Rhythmen des Energiehaushalts, die extrem variieren können.

Saisonale Anpassung bei den Tieren

Während der Hamster die Energie in Form von Körperfett aufbewahrt und im Winter deutlich an Gewicht zunimmt, senkt das Eichhörnchen den aktuellen Energiebedarf durch einen großen Gewichtsverlust während der Wintermonate und setzt die Nahrungszufuhr auf einer reduzierten Stufe fort.
Viele Tiere kompensieren weiterhin die mangelnde Isolation durch fehlendes Körperfett im Winter mit einem dickeren Fell. Es isoliert genauso gut wie die verlorene Fettschicht. Sie legen sich ein sogenanntes Winterfell zu, um der Kälte standzuhalten. Einige Tiere sammeln im Herbst energiehaltige Vorräte wie Nüsse und Samen, andere wiederum machen einfach einen Winterschlaf während der kalten Jahreszeit, nachdem sie sich zuvor eine Fettschicht angefressen haben.

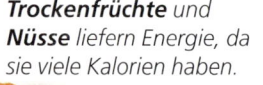

Trockenfrüchte und Nüsse liefern Energie, da sie viele Kalorien haben.

Der Mensch und die Jahreszeiten

Nicht ganz so extrem verhält es sich beim Menschen. Dank warmer Kleidung, Zentralheizung und einem großen Nahrungsangebot aufgrund vielseitiger, nährstoffschonender Konservierungsmethoden muss er sich nicht schon beizeiten auf die Wintermonate vorbereiten. Trotzdem gelten auch für uns im Winter andere Ernährungsgesetze als im Frühjahr oder im Sommer. Denn auch der menschliche Stoffwechsel passt sich den unter-

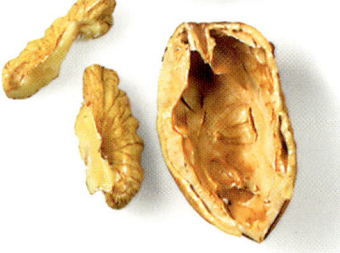
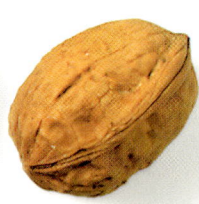
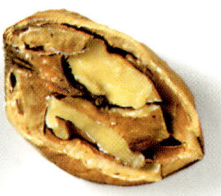

schiedlichen Jahreszeiten an und fordert einen Ausgleich durch eine entsprechende Ernährung. Die Stichworte heißen hier: Kälte, Wärme und Licht. Sie bestimmen im Wesentlichen unsere Körperfunktionen und beeinflussen unsere Psyche. Dies wirkt sich selbstverständlich auch auf unser Essverhalten aus.

Unser Essverhalten wird auch durch Kälte, Wärme und Licht beeinflusst.

Wie unser Stoffwechsel reagiert

Kälte

Bei Kälte intensiviert der Körper seine Tätigkeiten. Mehr Urin wird ausgeschieden. Die Drüsen, die Hormone direkt an die Blutbahn abgeben, reagieren stärker. Der Zucker-, Kalzium-, Phosphat-, Natrium- und Magnesiumhaushalt des Bluts nebst dem Blutdruck steigen. Das Gehirn wird besser durchblutet, das Blut flüssiger. Es gerinnt schlechter. Die Muskeln verkrampfen sich leichter. Die Schilddrüse arbeitet im Herbst nur schwach, im Winter fast gar nicht.

Wärme

Bei Wärme dagegen wird weniger Urin ausgeschieden. Die Drüsen verlangsamen ihre Produktion. Das Blut wird dicker und gerinnt schneller. Die Muskeln sind entspannter. Die Kopf- und Körperhaare wachsen im Sommer fast doppelt so schnell wie im Winter. Das Herz schlägt schneller. Die Lungen und Muskeln sind leistungsfähiger, und die Haut produziert mehr Fett.

Licht

Wenn die Tage lang sind und es draußen hell ist, fühlt man sich wohler und ist aktiver. Licht hat nämlich einen positiven Effekt auf die Stimmung und Wachheit. Die Netzhaut des Auges leitet die Lichtimpulse zu den Zentren im Gehirn weiter, die die Stimmung und den Wachheitsgrad beeinflussen. Bei früh einsetzender Dämmerung und langer Dunkelheit ist man eher schlecht gelaunt, fühlt sich müde und lustlos. Durch die richtige Ernährung können wir naturbedingten Einflüssen, die unsere Stimmung und Gesundheit beeinträchtigen, entgegenwirken.

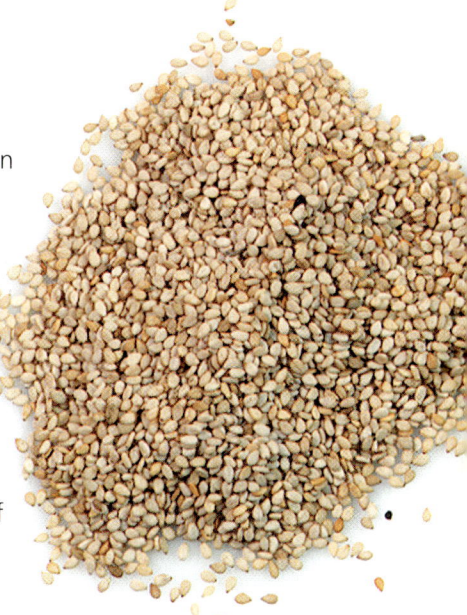

Sesamsamen sind reich an essenziellen Nährstoffen.

Die Ernährung bei Kälte

Bei Kälte haben wir einen größeren Appetit auf deftige, heiße Gerichte. Die Erklärung dafür ist ganz einfach: Wenn es kalt ist, benötigt der Körper mehr Energie (Wärme), um den Stoffwechsel auf Trab zu halten. Diese Energie müssen wir ihm in Form von Kalorien zuführen.

Essen und Trinken im Winter

Deftige Wintermahlzeiten enthalten reichlich Kohlenhydrate und Fett.

Für unsere Ernährung bedeutet dies, dass wir mehr kohlenhydrat- und fettreiche Nahrungsmittel zu uns nehmen sollten. Speziell Vollkornprodukte und Kartoffeln liefern komplexe Kohlenhydrate, die den Körper nach und nach mit Energie versorgen. Sie gewährleisten eine kontinuierliche Energiezufuhr. Ganz andere Funktionen dagegen hat Fett. Es ist in erster Linie kalorienreich, daher sollte man auch im Winter nicht allzu großzügig damit umgehen. Dabei ist anzumerken, dass gerade Schmalz, Speck & Co. spezielle Duft-, Aroma- und Geschmacksstoffe enthalten, die die Konsistenz und den guten Geschmack vieler Nahrungsmittel erst richtig zur Geltung bringen.

Viele der typischen Wintergerichte wären ohne sie nicht denkbar, wie z. B. die Gans mit Blaukraut zu Martini, das Wirsinggemüse mit Bratwurst nach dem ersten Frost oder der Bohneneintopf mit Speck bei klirrender Kälte. Nicht umsonst enthalten die herbstlichen Erntedankgaben wie Nüsse, Samen und auch Getreidekörner

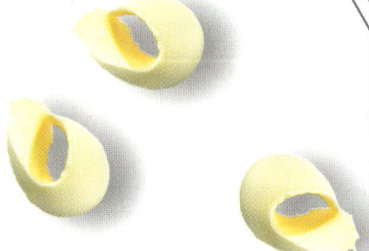

Butter *ist eine gute Quelle für fettlösliche Vitamine.*

TIP!

Unser Speiseplan im Winter

Essen Sie jetzt nicht mehr als zu anderen Zeiten, nur kompakter. Aus der sommerlichen Gemüserohkost sollte in der kalten Jahreszeit ein herzhafter Gemüseeintopf werden. Der gegrillte Fisch wird nun gekocht und mit einer cremigen Sauce serviert, die Vollkornnudeln werden nicht mit einer kalten Kräutercreme, sondern mit gegartem Gemüse und Sahne vermischt. Auch wenn das Angebot an Exoten jetzt noch so verlockend ist: Bevorzugen Sie einheimisches Obst und Gemüse. Es enthält die Vitamine und Mineralstoffe, die Sie jetzt wirklich brauchen.

reichlich Fett, in diesem Fall vor allem wertvolle sogenannte essenzielle Fettsäuren.

Auch unsere Trinkgewohnheiten ändern sich in der kalten Jahreszeit. Wir haben mehr Lust auf heiße Getränke und trinken in der Regel weniger als im Sommer. Obst – von Südfrüchten und Bananen einmal abgesehen – spielt in den kalten Monaten nur eine untergeordnete Rolle. Dabei ist gerade jetzt der Bedarf an bestimmen Vitaminen wie z. B. Vitamin C besonders hoch.

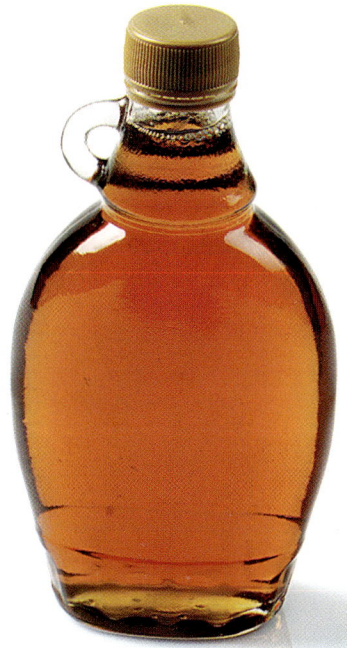

Ahornsirup wird hauptsächlich in Kanada aus dem Saft des Ahornbaums gewonnen.

Warum wir im Winter Süßes bevorzugen

Die wissenschaftliche Erklärung für unseren Appetit im Winter auf Süßes lautet: Der Neurotransmitter Serotonin wird bei abnehmender Intensität des Lichts zum Gewebshormon Melatonin abgebaut. Süßigkeiten lösen durch den in ihnen enthaltenen Zucker (Kohlenhydrate) eine Ausschüttung des Bauchspeicheldrüsenhormons Insulin aus. Neben der Aufnahme von Blutzucker in unsere Körperzellen fördert Insulin auch die Aufnahme von Tryptophan (Eiweißbaustein) ins Gehirn. Dort wird es anschließend zu Serotonin umgebaut und löst eine euphorieähnliche, angenehme Stimmung aus.

Winterdepressionen

Viele Menschen werden im Winter krank, weil die Sonne fehlt. Durch die verminderte ultraviolette Strahlung kommt es u. a. zu einer Schwächung der körpereigenen Abwehrkräfte. Viren, Bakterien und andere Krankheitserreger können jetzt unseren Körper leichter befallen. Doch nicht nur das. Manche Menschen geraten sogar völlig aus dem Gleichgewicht. Sobald die Tage kürzer und die Nächte länger werden, fallen sie, für viele Zeitgenossen unverständlich, in ein Stimmungstief. Sie sind niedergeschlagen, gereizt und schlafen schlecht. Inzwischen weiß man, dass es sich hierbei um eine sogenannte Winterdepression handelt. Sie wird durch eine zu geringe Lichtintensität, also Lichthelligkeit, verursacht. In den nordischen Ländern ist sie besonders weit verbreitet. Als wirksames Gegenmittel hat sich in diesem Fall die Lichttherapie erwiesen. Neueren wissenschaftlichen Untersuchungen zufolge verbessern aber auch Kohlenhydrate die Laune. Dies würde den verstärkten Appetit auf Süßes wie Kekse und Schokolade im Winter erklären.

Neurotransmitter wie Serotonin sind Überträgersubstanzen, die für die Erregung von Nerven benötigt werden.

Die Ernährung bei Wärme

Leichte Sommergerichte sind vitamin- und mineralstoffreich.

Mit den ersten warmen Sonnenstrahlen kehrt langsam unsere Energie zurück. Nach den langen Wintermonaten benötigt unser Körper jetzt viel Frisches. Knackige Salate, aromatische Kräuter, zartes Gemüse wie Spargel, Frühlingskarotten und Frühkartoffeln enthalten viele wertvolle Vitamine und Mineralstoffe, um uns neuen Schwung zu verleihen. Traditionell essen wir am Gründonnerstag gekochte Eier mit grüner Sauce, am Ostersonntag Lamm mit Kohlrabigemüse und zu Pfingsten Spargel mit zerlassener Butter und neuen Kartöffelchen. Als Krönung gibt es leuchtend rote Erdbeeren zum Dessert.

Auf diese Weise bereitet sich unser Körper auf die langen, warmen Sommertage vor. Magere Fleisch-, Fisch- und Geflügelgerichte liefern uns reichlich Protein. Es wird zur Zellerneuerung dringend benötigt. Unser Stoffwechsel läuft jetzt auf Hochtouren, und dafür ist eine ganz andere Nährstoffzusammensetzung als im Winter erforderlich.

Essen und Trinken im Sommer

Sobald es richtig heiß wird, schaltet unser Körper um. Nun benötigt er besonders viel Flüssigkeit, um Verluste auszugleichen. Unser Appetit auf wasser- und mineralstoffreiches Obst und Gemüse wächst zunehmend, je heißer die Tage werden. Unseren Bedarf an Kohlenhydraten decken wir vor allem morgens, wenn es noch angenehm kühl ist, oder abends, wenn es nicht mehr ganz so heiß ist. Tagsüber essen wir wenig und leicht, so dass unser Körper nicht zusätzlich belastet wird. Schon beim Gedanken an fette Gerichte wird uns noch heißer.

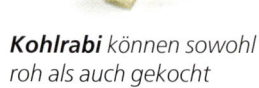

Kohlrabi können sowohl roh als auch gekocht genossen werden.

Das schmeckt Ihnen im Sommer

Achten Sie auf Ihren Körper und auf seine Bedürfnisse. Essen Sie jetzt reichlich Salat und Gemüse. Nehmen Sie nur in kleinen Portionen gegrilltes Fleisch, Geflügel oder gegrillten Fisch zu sich. Aus Milchfrischprodukten wie Quark, Joghurt und Dickmilch lassen sich mit frischen Früchten leichte, vitamin- und mineralstoffreiche Desserts zubereiten. Trinken Sie reichlich, aber nie eiskalte Getränke. Mineralwasser, verdünnte Obst- und Gemüsesäfte ohne Zuckerzusatz sowie Buttermilch und Kefir sind im Sommer ideale, erfrischende Durstlöscher.

In dieser Zeit können wir am leichtesten abnehmen. Nicht nur, weil wir weniger essen, sondern weil wir uns auch viel mehr bewegen als in den kalten Monaten. Wir fahren wieder mit dem Rad, gehen regelmäßig schwimmen oder treffen uns mit Freunden zum Laufen oder Ballspielen.

Auf dem Sommerspeiseplan sollten eiweißreiche, fettarme Lebensmittel stehen.

Frühjahrsmüdigkeit

Nicht alle Menschen sprühen im Frühjahr vor Lebenslust und strotzen nur so vor Tatendrang. Ganz im Gegenteil. So mancher entwickelt trübe Gedanken, ist niedergeschlagen und lustlos, fühlt sich müde und schlapp. Da steckt nicht selten die sogenannte Frühjahrsmüdigkeit dahinter. Treiben Sie in diesem Fall viel Sport, und tanken Sie Sonne, so oft Sie können. Achten Sie natürlich auf den notwendigen Sonnenschutz. Und gestalten Sie Ihre Ernährung vitamin- und mineralstoffreich.

Kopfsalat wird vor allem unter Glas, aber auch im Freien angebaut.

13

Weshalb wir frühjahrsmüde werden

Sobald es draußen wärmer wird, muss unser Körper unzählige Blutgefäße in der Haut weiten, damit mehr Blut zur Kühlung an die Oberfläche fließen kann. Um alle äußeren Blutgefäße zu füllen, wird aber auch mehr Blut benötigt. Und das kann unser Körper nur bekommen, wenn er Blut aus dem Körperinneren, z. B. von den Organen, abzieht.

Um das Zellgleichgewicht wieder herzustellen, bildet er anschließend neue rote Blutkörperchen. Sie sind für den Sauerstofftransport im Blut zuständig. Da dies nicht von heute auf morgen geht, fließt eine Zeit lang »verdünntes Blut« durch unsere Adern. Die Frühjahrsmüdigkeit wird also durch einen Mangel an Sauerstoff im Blut verursacht.

Bei frühem Wärmeeinbruch mit hohen Luftdruck- und großen Luftfeuchtigkeitsschwankungen klagen besonders viele Menschen über die Symptome der Frühjahrsmüdigkeit.

Klimazonen und Essverhalten

Neben den Jahreszeiten beeinflussen auch die Klimazonen, in denen wir leben, und deren Nahrungsmittelangebot unsere Ernährungsgewohnheiten. Verständlicherweise wird im eher kühlen und lichtarmen Norden Europas wesentlich weniger Obst und Gemüse verzehrt als in den mediterranen Ländern, in denen Obst und Gemüse aufgrund der natürlichen Verhältnisse viel üppiger gedeihen.

Essgewohnheiten in den südeuropäischen Ländern

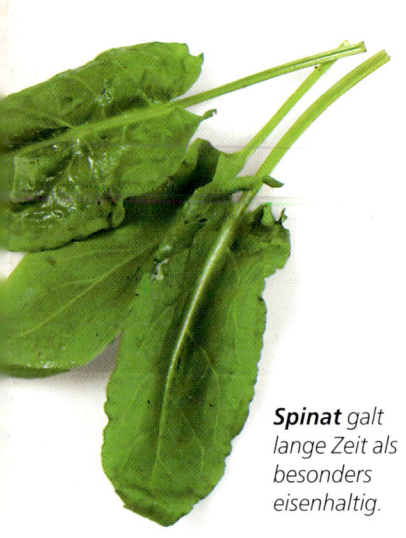

Spinat galt lange Zeit als besonders eisenhaltig.

In den südeuropäischen Ländern stehen meist kleine Gerichte mit viel Gemüse und kohlenhydratreichen Nahrungsmitteln wie Pasta, Reis und Brot auf dem Speiseplan. Fleisch wird in der Regel seltener gegessen, und wenn, dann vor allem Geflügel. Fisch, Joghurt und Käse bereichern das Nahrungsmittelangebot. Frisches Obst gibt es zwischendurch und als Dessert. Als wichtigste Fettquellen dienen Olivenöl und andere pflanzliche Öle. Zum Würzen werden ätherische Kräuter wie Salbei, Thymian und Majoran verwendet.

Essgewohnheiten in den nordeuropäischen Ländern

In den kühlen nordeuropäischen Regionen hingegen sind die Ernährungsgewohnheiten ganz anders. Bereits zum Frühstück gibt es neben Kuchen und Gebäck deftige Gerichte aus Fleisch oder Fisch. Dabei werden vor allem Wildgerichte, aber auch Fleisch- und Fischgerichte immer leicht süßlich schmeckend zubereitet. Kohlenhydrate, die dem Körper über Süßes oder über Mehlerzeugnisse zugeführt werden, sind wichtiger Bestandteil der Nahrung bei Kälte. Wichtigste Würzzutaten sind Dörrobst, Cranberries (eine größere Preiselbeerform), derbe Kräuter, Sauerampfer und Brennnesseln. Traditionell zählen das Einlegen und Marinieren von Nahrungsmitteln zu den dort gängigen Zubereitungsmethoden.

Im Winter bzw. in den kälteren Klimazonen überwiegen kohlenhydratreiche Nahrungsmittel, die dem Körper viel Energie liefern.

Welche Ernährungsgewohnheit ist für uns die beste?

Beide Ernährungweisen haben ihre Richtigkeit. Denn unser Körper passt sich den klimatischen Gegebenheiten an. Wenn es monatelang warm und heiß ist wie im Mittelmeerraum, benötigt unser Stoffwechsel leichte, vitamin- und mineralstoffreiche Nahrungsmittel, fettarme Zubereitungsmethoden und einen anderen Essrhythmus. Greifen Sie daher im Sommer zu leichten Nahrungsmitteln – viel Obst und Gemüse, das Sie ab und zu mit magerem Fleisch und Fisch kombinieren. Im kühleren Norden dagegen wird es nur ganz kurz so richtig heiß. Deshalb enthält der nordeuropäische Speiseplan rund ums Jahr viel deftigere und kompaktere Gerichte. Berücksichtigen Sie die jeweiligen regionalen Einflüsse und Produkte bei der Speiseplanung. Denn dies ist einer der wesentlichsten Grundgedanken der Vierjahreszeiten-Trennkost! Denken Sie einmal über unsere mitteleuropäischen Essgewohnheiten nach! Sie werden überraschende Erkenntnisse gewinnen.

***Kürbisse** werden als Gemüse, Viehfutter oder Zierpflanzen angebaut.*

Woraus unsere Nahrung besteht

Die Nährstoffe

Unsere Nahrung besteht immer aus Nährstoffen, die Energie liefern (Kohlenhydrate, Fette und Eiweiße), und Nährstoffen, die dem Körper keine Energie zuführen (Vitamine und Mineralstoffe).

Um die Körperfunktionen aufrechtzuerhalten und um körpereigene Substanzen zu erneuern, benötigt der menschliche Organismus viele unterschiedliche Nährstoffe.

Die beiden hauptsächlichen Nährstoffgruppen

Dabei unterscheidet man zwischen den Nährstoffen, die Energie liefern, wie die Kohlenhydrate, Fette und Eiweiße, und den Nährstoffen, die keine Energie, sprich Kalorien, liefern, wie die Vitamine und Mineralstoffe. Während Kohlenhydrate, Fett und Eiweiß teilweise auch vom Körper selbst produziert werden können, müssen hingegen Vitamine und Mineralstoffe dem Körper mit der Nahrung zugeführt werden. Denn sie können nicht oder nur in einem ganz geringen Umfang vom Körper selbst hergestellt werden.

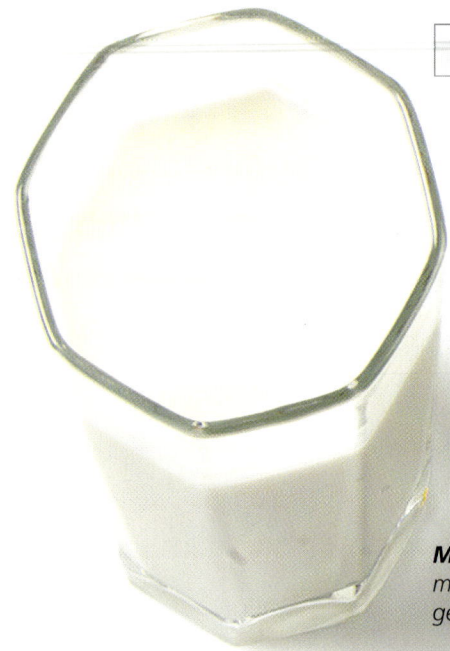

Die Proteine

Die Nahrungsproteine (Eiweiße) führen dem Körper also Energie zu und helfen ihm außerdem, körpereigenes Eiweiß aufzubauen. Proteine sind in allen Geweben enthalten, u. a. in Muskeln und Organen, in Enzymen und Hormonen sowie im Blut. Proteine werden im Körper ständig auf- und abgebaut. Dabei sind die Abbau- und Aufbauraten und damit die Lebensdauer jeweils ganz unterschiedlich. Bei Enzymen beispielsweise beträgt die Lebensdauer der Proteine nur wenige Stunden, während sie bei Muskeleiweiß Monate oder Jahre betragen kann.

Milch ist besonders als Vorzugsmilch (nicht pasteurisiert, homogenisiert, sterilisiert) nährstoffreich.

Was sind Proteine?

Es gibt tierische und pflanzliche Proteine. Sie setzen sich jeweils aus unterschiedlichen Anteilen von 20 bis 25 verschiedenen Eiweißbausteinen, den sogenannten Aminosäuren, zusammen. Generell unterscheidet man hier zwischen essenziellen und nichtessenziellen Aminosäuren. Die nichtessenziellen Aminosäuren kann der Körper selbst herstellen, während die essenziellen mit der Nahrung zugeführt werden müssen. Zur Gruppe der essenziellen Eiweißbausteine werden insgesamt acht Aminosäuren gerechnet. Eine weitere Gruppe umfasst die semiessenziellen Aminosäuren. Es handelt sich dabei um Eiweißbausteine, die unter bestimmten Bedingungen wie beispielsweise bei Stoffwechselstörungen vom Körper nicht ausreichend produziert und deshalb ebenfalls mit der Nahrung zugeführt werden müssen.

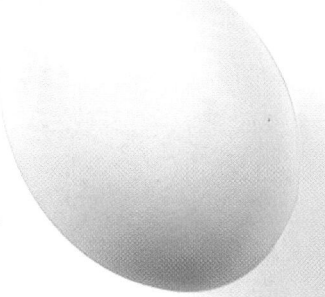

Eier sollten nur in Maßen genossen werden.

Die biologische Wertigkeit der Proteine

Die biologische Wertigkeit eines Nahrungsmittels gibt Auskunft darüber, wie viel Prozent des betreffenden Nahrungsproteins in körpereigenes Protein umgewandelt werden können. Die biologische Wertigkeit hängt einerseits von der Aminosäurenzusammensetzung, andererseits von der Verdaulichkeit ab.
Biologisch hochwertige Nahrungsproteine enthalten viele essenzielle Aminosäuren in einem Mengenverhältnis, das nur minimale Ergänzungen aus anderen Lebensmitteln erfordert. In der Regel hat tierisches Nahrungsprotein eine höhere biologische Wertigkeit als pflanzliches. D. h., es ist leichter, mit tierischem Protein den Eiweißbedarf zu decken. Doch durch die entsprechende Kombination von pflanzlichen Lebensmitteln miteinander oder mit Milch bzw. Milchprodukten oder mit Ei kann der Bedarf an hochwertigem Protein auch ohne Fleisch gedeckt werden.

Tierisches Eiweiß hat im Allgemeinen eine höhere biologische Wertigkeit als pflanzliches Eiweiß, doch durch die richtige Kombination der Nahrungsmittel kann man seinen Tagesbedarf an Eiweiß auch ohne Fleisch decken.

> ### Diese Nahrungsmittel ergänzen sich
>
> Folgende Nahrungsmittel ergänzen sich in optimaler Weise:
> Getreide plus Hülsenfrüchte und Getreide plus Milch/Milchprodukte
> Kartoffeln plus Ei und Kartoffeln plus Milch/Milchprodukte
> Hülsenfrüchte plus Mais

Welche Nahrungsmittel liefern Proteine?

Geht es um die Proteinmenge und ihren Anteil an essenziellen Aminosäuren, sind tierische Nahrungsmittel, bis auf wenige Ausnahmen, den pflanzlichen überlegen. Denn Fleisch und Fleischwaren enthalten Eiweiß in einer Zusammensetzung, die dem menschlichen Eiweiß sehr ähnlich ist. Es eignet sich daher besonders gut für den Aufbau von körpereigenem Protein. Auch Süßwasser- und Seefische liefern hochwertiges Eiweiß.

Besonders wertvoll ist Milcheiweiß, weil es alle essenziellen Aminosäuren in einer ernährungsphysiologisch günstigen Zusammensetzung enthält. Alle aus Milch hergestellten Nahrungsmittel wie Joghurt, Quark und Käse sind daher eine ausgezeichnete Quelle für biologisch hochwertiges Protein.

Kartoffeln, Hülsenfrüchte, Nüsse, Samen und Getreide sind ebenfalls reich an Protein. Jedoch enthält dieses Protein nicht alle essenziellen Aminosäuren in wünschenswerter Menge, weshalb pflanzliches Protein eine niedrigere Wertigkeit besitzt als tierisches. Vor allem im Rahmen einer vegetarischen Ernährung gilt es, fehlende oder zu niedrige Mengen bestimmter Aminosäuren durch geschicktes Kombinieren pflanzlicher Lebensmittel auszugleichen (Seite 17).

Die Deutsche Gesellschaft für Ernährung empfiehlt eine Tageszufuhr von 0,8 Gramm Protein pro Kilogramm Körpergewicht für Erwachsene. Wiegen Sie also beispielsweise 60 Kilogramm, so müssten Sie täglich 48 Gramm Protein in Ihrer Nahrung zu sich nehmen. Angesichts dessen, dass ein Schweineschnitzel (100 Gramm) bereits 22,2 Gramm Protein liefert, deutet diese Zahl an, dass wir im Allgemeinen viel zu viel Eiweiß zu uns nehmen. Die Trennkost hilft Ihnen dabei, diesen Eiweißüberschuss ohne viel Rechnen zu vermeiden.

Tierisches Eiweiß ähnelt in seiner Zusammensetzung dem menschlichen Eiweiß.

Mais wird auch türkischer Weizen, Kukuruz und in den USA Corn genannt.

Was heißt eigentlich verdauen?

Damit die zugeführte Nahrung vom menschlichen Körper aufgenommen werden kann, müssen die in ihr enthaltenen Nährstoffe so aufgespalten werden, dass der Körper sie verarbeiten kann. Daher müssen Proteine, Kohlenhydrate und Fette in Einzelbausteine zerlegt werden. Erst dann können sie dem Körper zum Aufbau eigener Substanzen dienen. Einfacher hingegen ist die Aufnahme von Vitaminen und Mineralstoffen, da sie nicht ab- und umgebaut werden müssen.

Da die menschlichen Verdauungsvorgänge sehr komplex sind, kann bereits eine kleine Störung zu einer erheblichen Beeinträchtigung des Wohlbefindens führen. Die Trennkost hilft dabei, die unterschiedlichen Verdauungsvorgänge zu entlasten.

Rote Linsen haben gekocht einen hohen Kohlenhydratanteil.

Die einzelnen Verdauungsvorgänge

Die Verdauung beginnt im Mund durch gründliches Kauen und Einspeicheln. Im Speichel ist das kohlenhydratspaltende Enzym Amylase enthalten. Durch Schlucken gelangt der Speisebrei durch die Speiseröhre in den Magen. Dort wirken Salzsäure, das eiweißspaltende Enzym Pepsin und geringe Mengen von Lipase, ein für die Fettverdauung zuständiges Enzym, auf den Speisebrei ein. Amylase wirkt so lange, bis der ganze Speisebrei durchsäuert ist. Eine vollständige Spaltung der Kohlenhydrate wird durch Amylase nicht erreicht, denn der Hauptverdauungsort für die Kohlenhydrate ist der Dünndarm.

Der teilweise verdaute Speisebrei gelangt durch den Magenpförtner in den Zwölffingerdarm. Dort wirkt der alkalische Saft der Bauchspeicheldrüse neutralisierend auf den Verdauungsbrei ein.

Die Eiweißverdauung beginnt ebenfalls im Magen und wird im Dünndarm durch Enzyme aus der Bauchspeicheldrüse und dünndarmeigene Enzyme vollendet. Die meisten Nährstoffe werden von der Schleimhaut des Dünndarms aufgesogen und weiterverwertet. Während die Fette über die Lymphgefäße vom Körper aufgenommen werden, werden Aminosäuren und Zucker über die Blutgefäße resorbiert.

Für die Verdauung werden unterschiedliche Enzyme benötigt.

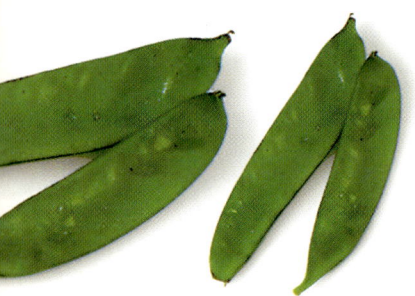

Zuckerschoten *sind ein sehr feines Gemüse mit hohem Chlorophyllgehalt.*

Die Kohlenhydrate

Die Kohlenhydrate gehören zu den unerlässlichen Nährstoffen für Mensch und Tier, liefern sie doch dem Körper die notwendige Energie. Sie kommen in unserer Ernährung als Zucker, Stärke und Zellulose vor. Allen Kohlenhydraten ist gemeinsam, dass sie aus Kohlenstoff, Sauerstoff und Wasserstoff zusammengesetzt sind.

Worin unterscheiden sich die Kohlenhydrate?

Kohlenhydrate kommen fast ausschließlich in pflanzlichen Nahrungsmitteln vor. Man unterscheidet zwischen Einfach-, Zweifach- und Mehrfachzuckern. Zu den Einfachzuckern zählen der Traubenzucker (Glukose) und der Fruchtzucker (Fruktose). Sie bilden gleichzeitig die Bausteine der Kohlenhydrate und können direkt durch die Darmschleimhaut in das Blut aufgenommen werden. Daher sind sie schnelle Energiespender.

Der Rohr- und Rübenzucker (Saccharose), der Milchzucker (Laktose) sowie der Malzzucker (Maltose) sind Zweifachzucker, d. h. sie bestehen aus zwei Einfachzuckern. Sie werden durch entsprechende körpereigene Enzyme in ihre Bausteine zerlegt, damit sie die Darmwand passieren können.

Als Mehrfachzucker werden schließlich alle Kohlenhydrate bezeichnet, in denen mehr als zwei Einfachzucker miteinander verknüpft sind. Diese langkettigen Kohlenhydrate müssen durch Enzyme nach und nach in ihre Bestandteile zerlegt werden, um schließlich vom Körper aufgenommen zu werden. Nicht alle Mehrfachzucker können jedoch von unserem Körper gespalten werden: Einige sind unverdaulich und werden auch als Ballaststoffe bezeichnet. Dazu zählt z. B. die Zellulose. Stärke kann dagegen ohne Probleme gespalten werden: Lebensmittel, die reichlich Stärke enthalten, werden im Körper langsam abgebaut und sättigen daher dauerhafter. Gerade Vollkornprodukte und Gemüse liefern besonders viele langkettige Kohlenhydrate sowie reichlich Vitamine und Mineralstoffe. Daher empfiehlt auch die Deutsche Gesellschaft für Ernährung, möglichst Vollkornprodukte zu bevorzugen und mehr Nahrungsmittel mit einem hohen Anteil an Ballaststoffen zu essen.

Bei den Kohlenhydraten unterscheidet man zwischen Einfach-, Zweifach- und Mehrfachzuckern.

Die Ballaststoffe

Ballaststoffe sind Pflanzenfasern, die durch die menschlichen Verdauungsenzyme nicht aufgeschlossen werden und daher vom Körper energetisch nicht verwertet werden können. Sie werden deshalb auch als unverdauliche Kohlenhydrate bezeichnet. In den bei uns gebräuchlichen pflanzlichen Lebensmitteln kommen hauptsächlich drei Arten von Pflanzenfasern vor: Zellulose, Rektin und Lignin. Nur im Dickdarm können Ballaststoffe teilweise durch Mikroorganismen abgebaut werden. Ballaststoffe haben eine sättigende und verdauungsfördernde Wirkung, indem sie die Darmbewegung (Peristaltik) anregen. Vor allem in den Randschichten der Frucht- und Samenschale des Getreidekorns finden sich Ballaststoffe. Ebenso enthalten Obst (besonders Trockenfrüchte), Gemüse, Salate und Hülsenfrüchte, Nüsse und Samen Ballaststoffe. Aufgrund ihres hohen Fettgehalts sind Nüsse jedoch weniger zur Deckung des Tagesbedarfs geeignet. Auch Trockenfrüchte sind nur bedingt und in kleinen Mengen zu empfehlen, da sie im Gegensatz zu frischen Früchten wesentlich mehr Kalorien liefern.

Viele unserer Nahrungsmittel werden industriell be- und verarbeitet, wodurch ihr Ballaststoffgehalt erheblich, wenn nicht sogar vollständig zerstört wird. Bevorzugen Sie deshalb frische und unbearbeitete Lebensmittel, und achten Sie darauf, dass täglich Vollkornprodukte auf Ihrem Speiseplan stehen. So können Sie mühelos die von der Deutschen Gesellschaft für Ernährung empfohlenen 30 Gramm Ballaststoffe pro Tag erreichen.

Hauptlieferanten für die wichtigen Ballaststoffe sind Vollkornprodukte, die noch alle Bestandteile des Korns enthalten.

Vollkornbrot besteht zu mindestens 90 Prozent aus Vollkornmehl und -schrot.

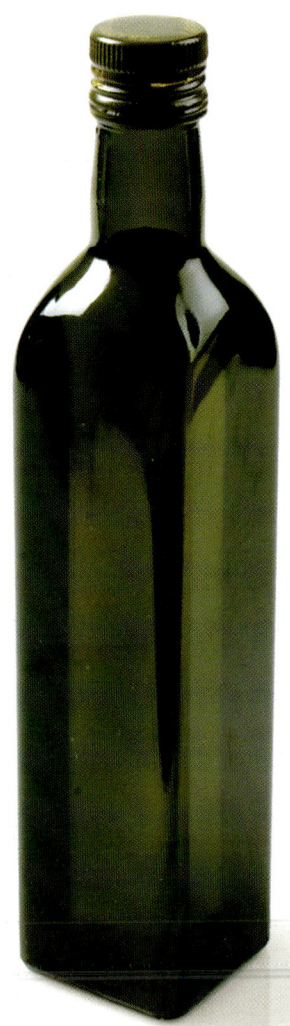

Öle, die kalt gepresst sind, enthalten die besonders wertvollen mehrfach ungesättigten Fettsäuren.

Fette sind wichtig für die Aufnahme von fettlöslichen Vitaminen und Träger von Geschmacks- und Aromastoffen.

Die Fette

Von den drei Hauptnährstoffen enthält Fett die meisten Kalorien und ist deshalb als Dickmacher verpönt. Doch Fette sind auch Träger essenzieller Fettsäuren und der fettlöslichen Vitamine A, D, E und K. Ohne Fett können diese Vitamine nicht vom Körper aufgenommen und verwertet werden. Tierische Fette enthalten fettähnliche Begleitstoffe, wie z. B. Cholesterin.

Daneben enthalten Fette verschiedene Duft-, Aroma- und Geschmacksstoffe. Diese beeinflussen die Konsistenz und den Geschmack vieler Nahrungsmittel. Für Mensch, Tier und Pflanze sind die Fette wichtige Reservestoffe.

Welche Fette gibt es?

In unserer Nahrung unterscheiden wir zwischen pflanzlichen und tierischen Fetten. Alle Nahrungsfette bestehen aus Glyzerin und Fettsäuren. Letztere werden entsprechend ihrer Länge und Menge an Wasserstoffatomen unterschieden. So gibt es gesättigte, einfach ungesättigte und mehrfach ungesättigte Fettsäuren. Die gesättigten enthalten die größtmögliche Anzahl an Wasserstoffatomen, die einfach ungesättigten zwei Wasserstoffatome weniger und die mehrfach ungesättigten vier, sechs oder acht Wasserstoffatome weniger. Gesättigte und einfach ungesättigte Fettsäuren kann der Körper selbst aufbauen, mehrfach ungesättigte müssen dagegen mit der Nahrung aufgenommen werden. Die pflanzlichen Fette weisen in der Regel, mit Ausnahme des Kokos- und Palmkernfetts, einen hohen Anteil an mehrfach ungesättigten Fettsäuren auf. Besonders kalt gepresste Pflanzenöle enthalten einen hohen Anteil an mehrfach ungesättigten Fettsäuren, die für den menschlichen Stoffwechsel sehr wichtig sind. Tierische Fette dagegen enthalten vorwiegend einfach ungesättigte und gesättigte Fettsäuren. Entsprechend den Richtlinien der Deutschen Gesellschaft für Ernährung sollte die tägliche Fettzufuhr für junge erwachsene Männer 85 Gramm und für junge erwachsene Frauen 70 Gramm nicht überschreiten. Dabei sollte der überwiegende Teil durch pflanzliche Fette gedeckt werden. Mit zunehmendem Alter sollte die Fettzufuhr jedoch reduziert werden.

Fette, die der Körper nicht produziert

Zwei essenzielle (lebenswichtige) Fettsäuren kann der Körper selbst nicht produzieren: Linol- und Linolensäure. Beide zählen zu den mehrfach ungesättigten Fettsäuren und müssen mit der Nahrung zugeführt werden.

Wichtige Anmerkung für Ihre Kalorienplanung:
Pflanzliches und tierisches Fett liefern mit 9 Kilokalorien und 37 Kilojoule pro Gramm mehr als doppelt so viele Kilokalorien wie 1 Gramm Kohlenhydrat oder 1 Gramm Eiweiß!

Fett ist in allen tierischen und pflanzlichen Lebensmitteln enthalten, auch wenn man es nicht auf den ersten Blick sieht.

Welche Nahrungsmittel liefern Fett?

Generell kann man zwischen Nahrungsmitteln unterscheiden, die sichtbares Fett enthalten, wie z. B. fettes Fleisch, pflanzliche Öle oder Butter, und solchen, die versteckte Fette liefern, wie Wurst, Käse und Nüsse. Mit Ausnahme von Obst, Gemüse, Hülsenfrüchten und Brot, die nur in Spuren oder in ganz geringen Mengen Fett liefern, ist in allen pflanzlichen und tierischen Lebensmitteln Fett vorhanden. Innerhalb der tierischen Nahrungsmittel gibt es sowohl fettreiche als auch fettarme Produkte, z. B. fettes und mageres Fleisch, Fettfische (mit fettreichem Muskelfleisch, u. a. Hering, Aal, Heilbutt) und Magerfische, Käse mit 70 Prozent i.Tr. und leichte Käsesorten mit weniger als 20 Prozent i.Tr.. Einen hohen Anteil an verstecktem Fett enthalten vor allem Süßigkeiten, Desserts, Kuchen und Gebäck sowie Wurstwaren, Eier, Saucen, Sahne, Crème fraîche, Nüsse und Samen. Die Deutsche Gesellschaft für Ernährung empfiehlt, pflanzliche Nahrungsmittel zu bevorzugen und bei tierischen Produkten auf den Fettgehalt zu achten.

Fische *gehören zu den Grundnahrungsmitteln der Erde.*

Die Vitamine

Vitamine sind Substanzen, die der Körper mit der Nahrung aufnehmen muss, da er sie nicht oder nur in einem geringen Umfang selbst herstellen kann. Vitamine kommen in Lebensmitteln in unterschiedlichen Mengen und Formen vor: z. B. in Vitaminvorstufen, die im Körper in das entsprechende Vitamin umgewandelt werden. Man unterscheidet generell zwischen wasser- und fettlöslichen Vitaminen. Zu den wasserlöslichen gehören die Vitamine der B-Gruppe und Vitamin C, zu den fettlöslichen die Vitamine A, D, E und K. Im Gegensatz zu den fettlöslichen Vitaminen können die wasserlöslichen im Körper nicht über einen längeren Zeitraum hinweg gespeichert werden. Der Körper scheidet die im Überfluss zugeführten wasserlöslichen Vitamine wieder aus. Vitamine werden für den Aufbau von Körpergewebe nicht benötigt. Sie liefern keine Energie, haben also keine Kalorien.

Der Begriff Vitamin setzt sich zusammen aus *vita* (lateinisch für Leben) und *Amin* (Stickstoffverbindung).

Wofür werden Vitamine benötigt?

Vitamine sind an lebensnotwendigen Stoffwechselvorgängen beteiligt. Sie haben in erster Linie steuernde Funktionen oder wirken als Katalysatoren, d. h., sie lösen eine biochemische Reaktion aus bzw. beschleunigen diese. Man bezeichnet die Vitamine daher auch als Schutz- oder Reglerstoffe. Im Gegensatz zu den Hauptnährstoffen werden sie nur in ganz geringen Mengen benötigt. Zwar verstärken sich die einzelnen Vitamine in ihrer Wirkung oft gegenseitig, können sich jedoch in ihren spezifischen Funktionen nicht ersetzen. Daher sollte unsere Ernährung alle notwendigen Vitamine enthalten.

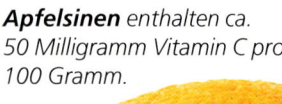

Apfelsinen enthalten ca. 50 Milligramm Vitamin C pro 100 Gramm.

Wann wir Vitamine brauchen

Der Bedarf an einzelnen Vitaminen ist nicht immer gleich, sondern von vielerlei Faktoren abhängig. Zu ihnen gehören neben dem Alter und dem Geschlecht auch körperliche Aktivitäten, Schwangerschaft, Stillzeit und Krankheiten. Nikotin, Stress, Alkohol und Medikamente beeinflussen ebenfalls den Bedarf an bestimmten Vitaminen.

Die antioxidative Wirkung von Vitaminen

Die antioxidative Wirkung einzelner Vitamine beruht darauf, dass sogenannte freie Radikale unschädlich gemacht werden und sie gesunde Zellen nicht angreifen können. Untersuchungen zufolge wirken die Antioxidanzien Vitamin E, C und Beta-Karotin plus das Spurenelement Selen im menschlichen Körper als sogenannte Radikalenfänger. Freie Radikale sind winzige, aggressive Moleküle, die als Abfallprodukt im Stoffwechsel entstehen oder in Form von Umweltgiften ins Körperinnere gelangen. Während Beta-Karotin die Zelle außen vor den freien Radikalen schützt, wehrt sie Vitamin E, unterstützt vom Spurenelement Selen, in der Zellwand ab. Letztendlich setzt Vitamin C im Körperinneren die freien Radikalen endgültig außer Gefecht.

Zu den wasserlöslichen Vitaminen gehören die Vitamine der B-Gruppe und Vitamin C, zu den fettlöslichen Vitaminen die Vitamine A, D, E und K.

Besonders wichtige Vitamine

Vitamin A und E

Diese beiden Vitamine sorgen für schöne Haut. Gönnen Sie Ihrer Haut im Frühjahr ein spezielles Ernährungs- und Pflegeprogramm. Denn nach den langen Wintermonaten in trockenen Räumen und wenig Bewegung ist unsere Haut im Frühjahr oft recht trocken und anfällig für Fältchen. Essen Sie jetzt viel frisches Obst und Gemüse, und trinken Sie reichlich Mineralwasser und Kräutertees. Verwenden Sie zum Anmachen von Salaten Keimöle. Verwöhnen Sie Ihren Körper unter der warmen Dusche mit Bürstenmassagen. Treiben Sie wieder regelmäßig Sport an der frischen Luft.

Vitamin C

Dieses Vitamin soll Untersuchungen zufolge in besonderem Maße das Abwehrsystem stärken. In den Herbst- und Wintermonaten sind wir besonders anfällig für Erkältungskrankheiten. Essen Sie daher jetzt regelmäßig Obst und Gemüse, das reichlich Vitamin C enthält. Zu ihnen zählen neben Grapefruit und Orangen insbesondere die verschiedenen Kohlsorten. Im Reformhaus erhalten Sie außerdem Sanddornbeeren- und Acerolasaft, die Vitamin-C-reichsten Nahrungsmittel überhaupt.

Paprika
kam aus Mittelamerika Ende des 16. Jahrhunderts nach Europa.

Vitamin D

Dieses Vitamin sorgt, zusammen mit Kalzium, für stabile Knochen und gesunde Zähne. In der dunklen Jahreszeit haben wir einen erhöhten Vitamin-D-Bedarf. Da Vitamin D durch die Einwirkung von Sonnenlicht in unserer Haut gebildet wird, und die Sonne nicht so intensiv scheint wie im Sommer, müssen wir uns im Winter verstärkt um Vitamin-D-haltige Nahrungsmittel bemühen. Besonders viel Vitamin D liefern neben Pilzen vor allen Dingen Seefische und Süßwasserfische.

Der Bedarf an einzelnen Vitaminen und Mineralstoffen hängt vom Alter, vom Geschlecht und von anderen Faktoren wie beispielsweise Schwangerschaft oder Krankheit ab.

Die Mineralstoffe

Wie die Vitamine müssen die Mineralstoffe dem Körper mit der Nahrung zugeführt werden. Man unterscheidet bei den Mineralstoffen zwischen den Mengen- und den Spurenelementen. Die Mengenelemente kommen zwischen 30 Gramm (Magnesium) und 1500 Gramm (Kalzium) im Organismus vor. Die Spurenelemente sind nur in ganz kleinen Mengen im Körper vorhanden.

*In **Grünkohl** finden sich bis zu 140 Milligramm Vitamin C pro 100 Gramm.*

Wofür werden Mineralstoffe benötigt?

Die Mineralstoffe sind als Baustoffe für das Wachstum lebensnotwendig. Sie sind am Aufbau, der Erhaltung und der Erneuerung von Knochen und Zähnen sowie an der Aktivierung von Enzymen beteiligt. Darüber hinaus spielen sie eine wichtige Rolle bei der Regulation des Wasserhaushalts.

Besonders wichtige Mineralstoffe und Spurenelemente

Kalzium

Der Mineralstoff Kalzium beugt der Entmineralisierung der Knochen (Osteoporose) vor. Dies betrifft insbesondere ältere Frauen. Um dem vorzubeugen, sollten Sie unabhängig von der Jahreszeit Milchprodukte in Ihren täglichen Speiseplan einbauen. Die Deutsche Gesellschaft für Ernährung empfiehlt 800 Milligramm Kalzium pro Tag. Das liefern 1/4 Liter Milch, 1 Becher Joghurt und 1 Stück Käse.

Magnesium

Ein Mangel an Magnesium aufgrund falscher Ernährung führt bei vielen Menschen besonders nach den langen Wintermonaten zu Stress und Nervosität. So hemmen beispielsweise Alkohol und fettreiche Nahrungsmittel die Aufnahme von Magnesium. Gute Magnesiumquellen sind Getreide, Vollkornprodukte, Hülsenfrüchte und Seefische wie z. B. Hering, Steinbutt und Seezunge. Auch Obst und Gemüse liefern Magnesium.

Kalium und Magnesium

Plötzliche Muskelkrämpfe bei Sport und Spiel sind nicht selten. Die regelmäßige Zufuhr von Kalium und Magnesium kann jedoch solche plötzlich auftretenden Krämpfe verhindern. Besonders viel Kalium enthalten Vollkornprodukte, Hülsenfrüchte, Gemüse, insbesondere Kartoffeln und Spargel, sowie Obst.

Frischkäse
entsteht, wenn man
Vollmilch mit Lab dick legt.

Eisen

Wie auf Seite 14 beschrieben, handelt es sich bei der sogenannten Frühjahrsmüdigkeit um einen Mangel an Sauerstoff im Blut. Eisen ist am Transport von Sauerstoff im Blut beteiligt. Essen Sie in den Frühjahrsmonaten verstärkt eisenhaltige Nahrungsmittel. Nicht nur Fleisch, sondern auch Vollkornprodukte, Hülsenfrüchte und grünes Blattgemüse sind reich an Eisen. Ganz wichtig: In Verbindung mit Vitamin C kann Eisen aus pflanzlichen Lebensmitteln vom Körper besser verwertet werden. Die Aufnahme von Eisen aus tierischen Nahrungsmitteln ist höher als die aus pflanzlichen.

Denaturierte (raffinierte, homogenisierte) Lebensmittel sind mineralstoffarm und sollten vermieden werden.

Zink

Vor allem in den Herbst- und Frühjahrsmonaten sind wir anfällig für Erkältungskrankheiten. Untersuchungen zufolge kann das Spurenelement Zink die Krankheitserreger von Schnupfen schwächen und zerstören. Planen Sie also regelmäßig zinkreiche Nahrungsmittel in Ihren Speiseplan ein. Erwähnenswerte Mengen an Zink liefern Milch- und Vollkornprodukte sowie Geflügelfleisch. Nicht umsonst haben unsere Großmütter einst bei Erkältungskrankheiten Hühnersuppe serviert.

Vitamintabelle

Die fettlöslichen Vitamine

Name	Funktion	Vorkommen	Wichtig
Vitamin A (Retinol)	Beteiligt am Sehprozess, Erhaltung von Struktur und Funktion der Haut und Schleimhäute	Leber, Butter, Eigelb, Milch, Käse, als Vorstufe (Beta-Karotin) in tiefgelbem bis orangefarbenem Obst und Gemüse, dunkelgrünes Blattgemüse	Empfindlich gegen Hitze oder Licht in Verbindung mit Sauerstoff, Verluste beim Lagern und Kochen bis zu 20 Prozent
Vitamin D (Calciferole)	Regulation von Kalzium- und Phosphathaushalt, d. h. Beteiligung am Aufbau von Knochen und Zähnen	Eigensynthese in der Haut durch UV-Licht, in Lebertran, Hering, Lachs, Leber, Margarine, Eigelb und Avocados	Unempfindlich, bis 180 °C hitzestabil
Vitamin E (Tocopherol)	Verhindert als natürliches Antioxidans Reaktionen mit Sauerstoff	Pflanzliche Öle, speziell Weizenkeimöl, Wal- und Haselnüsse, Vollkornprodukte, Eier, Fisch, Milch	Empfindlich gegen Sauerstoff, Licht und Hitze, Verluste beim Lagern und Kochen bis zu 50 Prozent
Vitamin K	Bildung von verschiedenen Blutgerinnungsfaktoren, z. B. Prothrombin	Grünes Blattgemüse, Leber	Empfindlich gegen Licht, daher dunkel aufbewahren, hitze- und sauerstoffstabil

Die wasserlöslichen Vitamine

Name	Funktion	Vorkommen	Wichtig
Vitamin B1 (Thiamin)	Beteiligt beim Abbau von Kohlenhydraten und bei der Energiegewinnung	Muskelfleisch, insbesondere Schweinefleisch, Innereien, Scholle, Lachs, Vollkornprodukte, Hülsenfrüchte, grüne Erbsen, Kartoffeln, Spargel	Empfindlich gegen Hitze und Oxidation, Verluste beim Kochen 20 bis 40 Prozent

Grapefruits *gibt es mit hellgelbem und rosafarbenem Fruchtfleisch.*

Die wasserlöslichen Vitamine (Fortsetzung)

Name	Funktion	Vorkommen	Wichtig
Vitamin B2 (Riboflavin)	Bestandteil der Flavin-enzyme, kommt in allen Zellen und Geweben vor	Milch, Milchprodukte, Käse (decken rund 30 Prozent des Bedarfs), Muskelfleisch, Innereien, Fisch, Vollkorn-produkte, Eier, Gemüse	Hitzestabil, schlecht was-serlöslich, wird durch Licht inaktiviert, Verluste beim Lagern und Kochen bis zu 20 Prozent
Vitamin B6 (Pyridoxin)	Beteiligt am Auf- und Abbau der Aminosäuren	Mageres Fleisch, Fisch, Hülsenfrüchte, Milch, Milchprodukte, Käse, Grünkohl, Kartoffeln, Bananen	Empfindlich gegen Hitze und direkte Sonnenein-wirkung, Verluste in we-nigen Stunden bis zu 50 Prozent
Vitamin B12 (Cyanoco-balamin)	Blutbildung, Zellauf-bau, Zellerhaltung, Überführung von Folsäure in ihre Wirkform	Innereien, Muskelfleisch, Hering, Makrele, Seelachs, Milch, Käse, Eier (vorwie-gend in tierischen Produkten)	Empfindlich gegen Hitze, Verluste beim Kochen zwischen 10 und 30 Prozent
Niazin (Nikotinsäure und Nikotin-säureamid)	Beteiligt am Auf- und Abbau von Kohlenhydra-ten, Fettsäuren, Eiweiß	Muskelfleisch, Innereien, Makrele, Sardine, Lachs, Vollkornprodukte, Hülsen-früchte, Gemüse, Obst	Relativ stabil, Verluste beim Lagern und Zubereiten gering
Folsäure	Beteiligt an der Zelltei-lung, d. h. Zellneubildung. Mit Vitamin-B-12 erforder-lich für die Bildung der roten Blutkörperchen	Alle Blattgemüse, Spargel, Tomaten, Getreide, Leber	Empfindlich gegen Licht und Hitze, Verluste beim Lagern und Zubereiten ca. 35 Prozent
Pantothen-säure	Essenzieller Bestandteil des sogenannten Coenzyms A	Innereien, Vollkornproduk-te, Hülsenfrüchte (in ge-ringen Mengen in allen Nahrungsmitteln)	Empfindlich gegen Hitze, Verluste beim Zubereiten ca. 30 Prozent
Vitamin C (Askorbin-säure)	Beteiligt an der Bildung des Bindegewebes, der Knochen, der Zähne, der Knorpel, beschleunigt Wundheilungs-prozess, fördert Eisenauf-nahme, stimuliert die Abwehrkräfte des Körpers	Obst und Gemüse	Empfindlich gegen Licht und Sauerstoff, Verluste beim Lagern und Zubereiten bis zu 100 Prozent

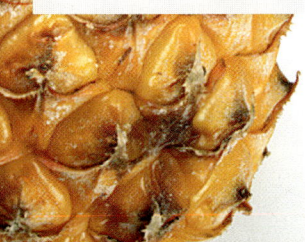

Ananas *wird hauptsächlich in den Tropen angebaut.*

Mineralstofftabelle

Die Mengenelemente

Name	Funktion	Vorkommen
Kalzium	Beteiligt am Aufbau und Erhalt von Knochen und Zähnen, Erregung von Muskeln und Nerven, Blutgerinnung	Milch, Milchprodukte, Käse, rohes Gemüse
Phosphor	Beteiligt am Aufbau von Knochen und Zähnen, Energiestoffwechsel, Säure-Basen-Haushalt	Käse, See- und Süßwasserfische, Fleisch, Vollkornprodukte, Hülsenfrüchte
Magnesium	Beteiligt am Aufbau von Knochen und Zähnen, Muskel- und Nervenerregung, Aktivierung von Enzymen	See- und Süßwasserfische, Getreide- und Vollkornprodukte, Fleisch, Hülsenfrüchte, grüne Blattgemüse, Obst
Kalium	Regulation des Wasserhaushalts, Aktivierung von Enzymen, Erregung von Muskeln und Nerven, Säure-Basen-Haushalt	Obst, Gemüse, Hülsenfrüchte, Kartoffeln, Spargel, Vollkornprodukte
Natrium	Regulation des Wasserhaushalts, Erregung von Muskeln und Nerven, Säure-Basen-Haushalt	Kochsalz, Fleisch, Wurstwaren

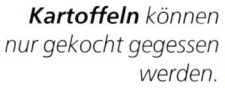
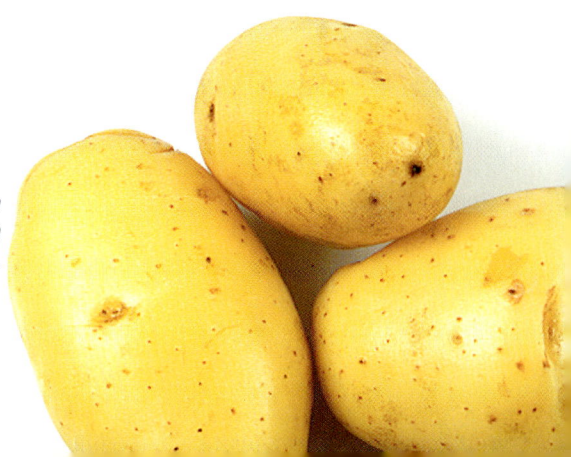

__Kartoffeln__ können nur gekocht gegessen werden.

Die Spurenelemente

Name	Funktion	Vorkommen
Eisen	Bildung von Blutfarbstoff, Sauerstofftransport, Zellatmung	Fleisch, Leber, grüne Blattgemüse Hülsenfrüchte, Vollkornprodukte
Jod	Bestandteil der Schilddrüsenhormone	Seefische, Schalen- und Krustentiere, Milch, jodiertes Speisesalz
Fluor	Härtet Zahnschmelz, schützt vor Karies	Seefische, schwarzer Tee
Zink	Bestandteil von Enzymen und Enzymaktivator, Insulinspeicherung	Fleisch, Innereien, Käse, Vollkornprodukte
Kupfer	Bestandteil von Pigmenten, beteiligt an der Farbbildung in Haut und Haaren, Eisenverwertung	Seefische, Innereien, Vollkornprodukte, grüne Blattgemüse, Hülsenfrüchte, Obst, Nüsse
Mangan	Bestandteil von Enzymen, Enzymaktivator	Gemüse, Obst, Hülsenfrüchte, Getreide- und Vollkornprodukte
Chrom	Blutzuckerspiegel (Glukosetoleranzfaktor)	Fleisch, Käse, Vollkornprodukte
Selen	Schützt zusammen mit Vitamin E vor Krebs	Vollkornprodukte, Fleisch, Seefische, Schalen- und Krustentiere

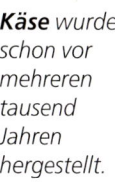

Käse wurde schon vor mehreren tausend Jahren hergestellt.

31

Die Vierjahres- zeiten-Trennkost

Der Trennkostgedanke nach Dr. Hay

Die Haysche Trennkost verhindert Über- und Untergewicht, wenn man sie konsequent im täglichen Speiseplan anwendet.

Der Haysche Trennkostgedanke beruht auf der Theorie, dass unser Körper Kohlenhydrate und Eiweiß nicht gleichzeitig verdauen kann. Diese Erkenntnis ist zwar nicht mehr uneingeschränkt gültig, dennoch bringt das Trennen von bestimmten Nahrungsmitteln aus mehreren Gründen viele Vorteile und wirkt sich positiv auf unser Wohlbefinden und unser Gewicht aus. Denn wenn wir uns nach den Hayschen Trennkostregeln ernähren, essen wir ganz so, wie es die heutigen Ernährungswissenschaftler propagieren.

Beim Trennen nach Dr. Hay wird u. a. der Anteil von Vollkornprodukten und damit Ballaststoffen in der Ernährung erhöht und gleichzeitig die Eiweiß- und Fettzufuhr reduziert. Weiter wird auf Süßigkeiten wie beispielsweise Schokolade und andere mit raffiniertem Zucker hergestellte Produkte verzichtet. Es wird nicht zuletzt mehr Gemüse und Obst verzehrt. Insgesamt empfiehlt Dr. Hay, naturbelassene Nahrungsmittel zu bevorzugen. Langfristig führt eine solche Ernährungweise zu einer Gewichtsreduzierung und schützt vor ernährungsbedingten Zivilisationskrankheiten.

Nach welchen Kriterien wird getrennt?

Fast alle Nahrungsmittel enthalten gleichzeitig Kohlenhydrate, Eiweiß und andere Nährstoffe – allerdings in jeweils unterschiedlichen Mengen. In der Trennpraxis bedeutet dies, dass zwischen Lebensmitteln mit besonders hohem Kohlenhydratanteil und Lebensmitteln mit besonders hohem Eiweißanteil unterschieden wird. Nahrungsmittel, die sich weder durch einen hohen Eiweiß- noch durch einen hohen Kohlenhydratanteil auszeichnen, werden als neutral eingestuft wie z. B. Gemüse, Salate und die Speisefette. Letztere sollten jedoch nur in geringen Mengen verwendet werden, da sie nur in Maßen gesund sind.

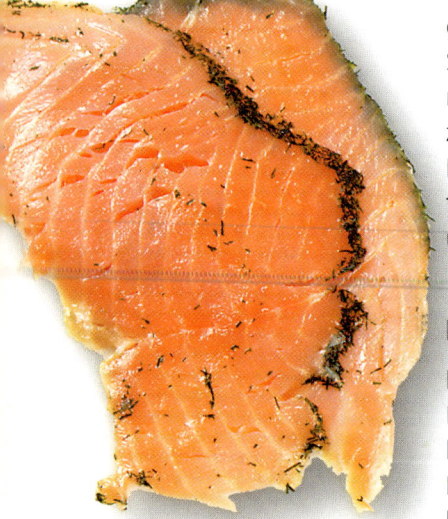

***Lachs** ist eiweißreich und sollte daher nicht zu oft verzehrt werden.*

TiP!

Wenn Sie die Trennkost durchhalten

Versuchen Sie einmal, die Trenndiät mindestens einen Monat lang konsequent durchzuhalten. Ihr Stoffwechsel braucht nämlich so lange, bis er sich an die geänderte Ernährungssituation gewöhnt hat. Sie werden erstaunt sein, wie fit Sie sich fühlen werden. Und: Wenn Sie in einer Situation ausnahmsweise nicht trennen können, verzeiht Ihnen das Ihr Körper.

Der Säure-Basen-Haushalt

Die Verwendung von zu viel Eiweiß und Kohlenhydraten widerspricht laut Hay der biochemischen Zusammensetzung unserer Körpersäfte. Ihm zufolge bestehen 80 Prozent des menschlichen Körpers aus sogenannten basenbildenden Elementen und 20 Prozent aus säurebildenden Elementen.

In diesem Buch sind alle **Eiweißgerichte blau**, die **kohlenhydratreichen Mahlzeiten rot** und die **neutralen Speisen grün** markiert.

Welche Nahrungselemente bilden Säuren, welche Basen?

Zu den Basenbildnern werden Obst, Salate und frisches Gemüse gerechnet. Zu den Säurebildnern gehören Fleisch, Fisch und Käse, wobei sie als »stärker säurebildend« eingestuft werden. Auch Fett und raffinierte Öle gehören zu den Säurebildnern, werden aber »schwächer säurebildend« genannt. Kohlenhydrate (Vollkornprodukte) werden ebenfalls zu den Säurebildnern gezählt, gelten aber als »schwach säurebildend«.

Was bedeutet dies für die Praxis?

Um stets das notwendige Gleichgewicht herzustellen, sollte nach Hays Empfehlungen das Verhältnis zwischen den einzelnen Nahrungselementen bei jeder Mahlzeit wie folgt aussehen: 80 Prozent Basenbildner, kombiniert mit 20 Prozent Säurebildnern. Dies bedeutet, den Verzehr von Fleisch, Fisch, Eiern und Wurstwaren einzuschränken und stattdessen verstärkt Vollkornprodukte, Kartoffeln, Salat, frisches Gemüse und Früchte zu essen. Diese Vorgaben entsprechen den Empfehlungen von Ernährungswissenschaftlern, die fordern, Kartoffeln, Gemüse und Salate mengenmäßig als Hauptgericht, Fleisch etc. dagegen nur als Beilagenportion zu servieren.

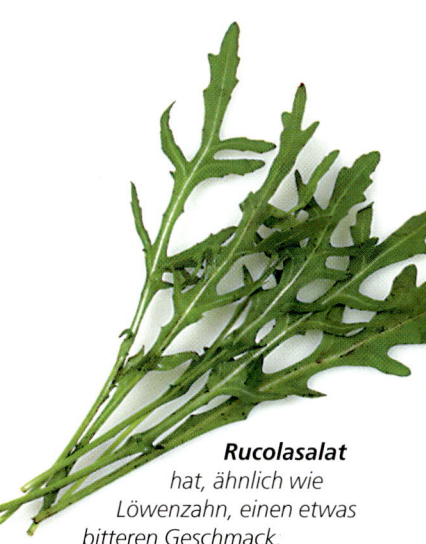

Rucolasalat
hat, ähnlich wie
Löwenzahn, einen etwas
bitteren Geschmack.

Trenntabelle

Kohlenhydratreiche Lebensmittel

Vollkorngetreide
Vollkorngetreide
Vollkornmehl
Vollkornbrot
Vollkornbrötchen
Weiteres Vollkorngebäck
Vollkornnudeln
Naturreis
Kartoffeln, Süßkartoffeln
Mais

Trockenfrüchte/Süßungsmittel
Bananen
Ungeschwefeltes Dörrobst
Getrocknete Feigen
Getrocknete Datteln
Rosinen
Korinthen
Bienenhonig
Ahornsirup
Vorsicht:
Diese konzentrierten Lebensmittel nur in Maßen verwenden!

Nicht empfohlen:
Weißbrot
Weißmehl
Eierteigwaren
Polierter Reis
Süßigkeiten
Marmeladen und Gelees
Zucker
Süßstoffe
Fertigprodukte

Eiweißreiche Lebensmittel

Fleisch
Muskelfleisch, Filet und Innereien von Kalb, Lamm, Rind und Schwein

Fleisch- und Wurstwaren
Magerer Schinken
Geflügelwurst
Bündner Fleisch

Wild
Mageres Fleisch von Hase, Hirsch und Reh

Geflügel
Brust und Keulen ohne Haut von Ente, Huhn und Truthahn, außerdem Tauben und Wachteln

Fische
Magere See- und Süßwasserfische sowie in Maßen Krusten- und Schalentiere
Besonders empfohlen:
Fisch anstelle von Fleisch bevorzugen!

Milch- und Milchprodukte
Magerquark, Naturjoghurt, Butter- und Trinkmilch etc. bis zu 3,5% Fett, alle Käsesorten bis zu 45% Fett i.Tr.
Vorsicht:
Beim Einkauf nach dem Fettgehalt fragen!

Eier
Maximal 3-4 Eier pro Woche essen!

Vorsicht:
Das nachfolgend aufgelistete saure Obst sollte nur mit überwiegend eiweißreichen Nahrungsmitteln kombiniert werden!

Beerenobst
Brombeeren, Erdbeeren, Himbeeren, Stachelbeeren, Johannisbeeren, Weintrauben etc.

Kernobst
Äpfel, Birnen

Steinobst
Aprikosen, Kirschen, Pfirsiche, Pflaumen

Zitrusfrüchte
Grapefruit, Orangen, Mandarinen, Zitronen
Besonders empfohlen:
Früchte eignen sich besonders bei Trennkost, reichlich verzehren!

Nicht empfohlen:
Fettes Fleisch und fette Wurstwaren
Fertigprodukte

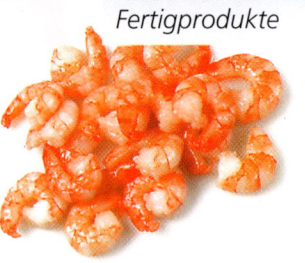

Vollkornbrot ist reich an Ballaststoffen.

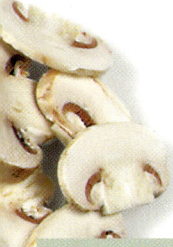

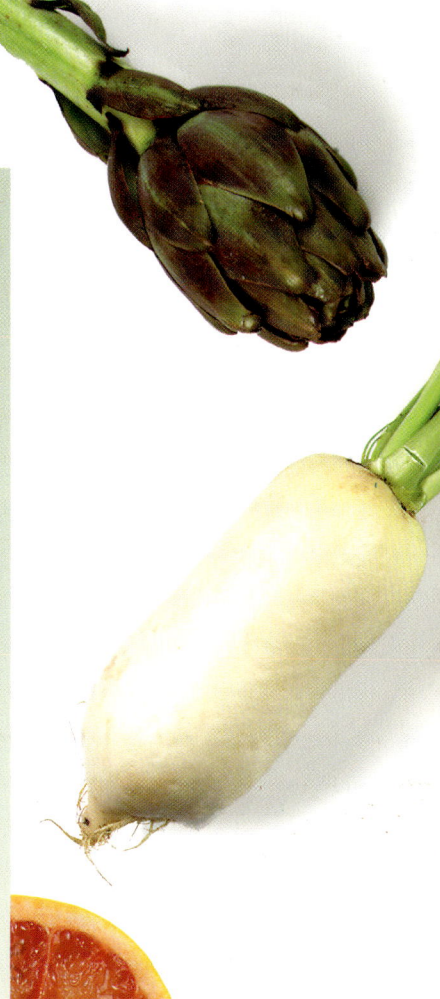

Neutrale Lebensmittel

Blattgemüse und Blattsalate
Artischocken, Chicorée, Fenchel, Mangold, Spinat, Eichblattsalat, Eisbergsalat, Endiviensalat, Feldsalat, Kopfsalat, Radicchio etc.

Fruchtgemüse
Auberginen, Bohnen, Erbsen, Gurken, Kürbis, Melonen, Paprikaschoten, Tomaten, Zucchini

Kohlgemüse
Blumenkohl, Brokkoli, Chinakohl, Grünkohl, Kohlrabi, Rosenkohl, Rotkohl, Weißkohl, Wirsing

Stengelgemüse
Spargel

Wurzelgemüse
Bleich- und Knollensellerie, Karotten, Radieschen, Rettich, Rote Bete, Schwarzwurzeln

Zwiebelgemüse
Frühlingszwiebeln, Gemüsezwiebeln, Haushaltszwiebeln, Knoblauch, Lauch, rote Zwiebeln, Schalotten
Besonders empfohlen:
Zwiebelgemüse am besten reichlich verzehren!

Wald- und Zuchtpilze
Steinpilze, Maronen etc.

Kräuter und Gewürze
Frische, getrocknete oder tiefgekühlte Kräuter reichlich, Salz und extrem scharfe Gewürze nur sparsam verwenden!

Milch- und Milchprodukte
Crème fraîche, Sahne, Sahnequark etc. vollfett, Käse ab 45% Fett i.Tr.
Vorsicht:
Beim Einkauf von Milchprodukten nach dem Fettgehalt fragen!

Nüsse und Samen
Haselnüsse, Walnüsse, Mandeln, Sonnenblumen- und Kürbiskerne, Sesamsamen etc.
Vorsicht:
Nüsse und Samen nur in geringen Mengen verwenden!

Öle und Fette
Butter, pflanzliche Öle wie Olivenöl, Weizenkeimöl, Sonnenblumenöl etc.
Vorsicht: Diese Fette möglichst sparsam verwenden!

Eigelb
Vorsicht:
Eigelb sparsam verwenden!

Nicht empfohlen:
Getrocknete Hülsenfrüchte
Fertigprodukte

Grapefruit soll aus einer Kreuzung aus Pampelmuse und Apfelsine entstanden sein.

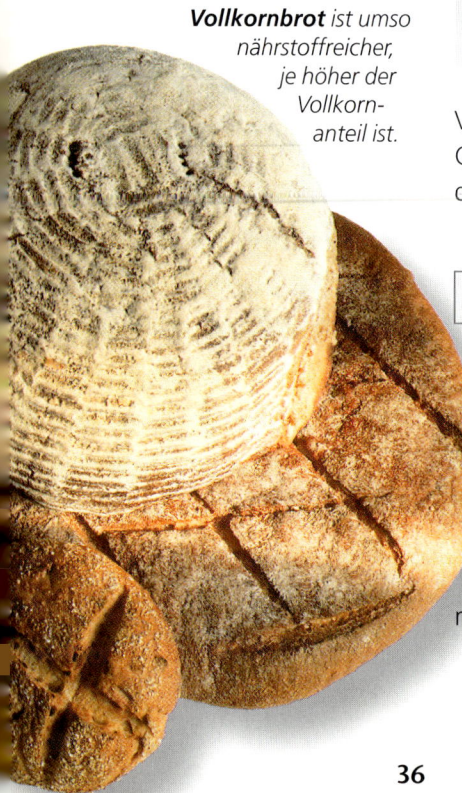

Die Regeln der Trennkost zu beachten, heißt sich gesundheitsbewusst zu ernähren.

Vollkornbrot ist umso nährstoffreicher, je höher der Vollkornanteil ist.

Die acht Grundregeln der Trennkost

Wenn Sie sich nach den Regeln der Trennkost ernähren möchten, sollten Sie folgende acht Punkte beherzigen:

1. Orientieren Sie sich bei der Zusammenstellung Ihrer Mahlzeiten nicht nur an der Trenntabelle, sondern auch am saisonalen Angebot. Entsprechende Saisontabellen für Obst und Gemüse finden Sie zu Beginn der jeweiligen Diätwoche.

2. Achten Sie darauf, dass die Nahrungsmittel möglichst naturbelassen sind.

3. Kombinieren Sie kohlenhydratreiche Nahrungsmittel aus der Kohlenhydratgruppe nur mit neutralen Lebensmitteln.

4. Wählen Sie zu eiweißreichen Lebensmitteln aus der Proteingruppe als Ergänzung nur neutrale Nahrungsmittel.

5. Kombinieren Sie nie kohlenhydrat- und eiweißreiche Lebensmittel.

6. Stellen Sie für neutrale Mahlzeiten nur Produkte aus der neutralen Gruppe zusammen. Dazu zählen Salate, Gemüse, Nüsse und vollfetter Käse. Säuerliche Früchte, die allein zwischendurch verzehrt werden, zählen in diesem Fall ebenfalls zur neutralen Gruppe.

7. Trinken Sie täglich mindestens 1 1/2 bis 2 Liter. Je nach Jahreszeit warmen oder kalten Kräutertee, Mineralwasser, Buttermilch und mit Wasser verdünnte, ungesüßte Obst- und Gemüsesäfte. Schränken Sie den Konsum von schwarzem Tee oder Kaffee ein.

8. Verzichten Sie möglichst auf Alkohol.

Vielleicht kennen oder befolgen Sie bereits die eine oder andere Grundregel der Trennkost. Aber die volle Wirksamkeit erhalten Sie erst, wenn Sie alle acht Regeln zusammen beachten.

So einfach ist Trennkost

Nachfolgend finden Sie hilfreiche Ratschläge für die Praxis der Trennkost. Sie werden überrascht sein, wie einfach und schnell sich das Prinzip der Trennkost umsetzen lässt. Auch das Kochen im jahreszeitlichen Rhythmus wird Ihnen bald geläufig sein. Wird kein weiterer Hinweis auf die Personenanzahl gegeben, so beziehen sich die Rezeptangaben grundsätzlich auf die Zutaten für eine Person. Der Personenzahl entsprechend, die mit Ihnen isst, müssen Sie die Mengenangaben natürlich erhöhen.

Wichtige Grundrezepte

Nachfolgend lernen Sie zwei wichtige Grundrezepte kennen, die sich vielfach kombinieren lassen.

Blattsalatmischung für den Vorrat

1 kleiner Kopf Eisbergsalat
1 kleiner Kopf Radicchio
1 kleiner Kopf Friséesalat

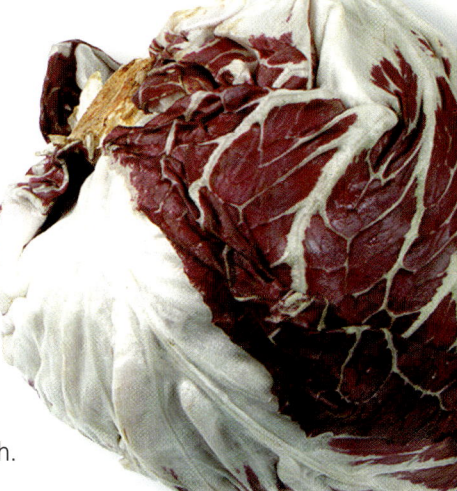

1. Die Salate putzen und in mundgerechte Stücke schneiden bzw. zupfen. Dann kurz waschen und gut trocken schleudern.
2. Vermischen und in einem Gefrierbeutel im Gemüsefach des Kühlschranks aufbewahren. Hält sich so zwei bis drei Tage lang frisch.

Schütteldressing für den Vorrat (ca. 1/2 Liter)

1/8 l Rotweinessig
jodiertes Salz, Pfeffer
1 fein gehackte Schalotte
1/4 l Olivenöl
Schnittlauchröllchen

Radicchio kommt als Salatpflanze aus Italien und Frankreich.

1. Den Rotweinessig mit Salz und Pfeffer verrühren. Dann die Schalotte unterrühren.
2. Das Olivenöl mit einem Schneebesen nach und nach unterrühren. Essig und Öl sollten sich cremig verbinden. Zuletzt die Kräuter dazugeben.
3. In eine saubere Flasche füllen und gut verschließen. Das Schütteldressing hält sich im Kühlschrank bis zu drei Wochen.
Tip: Vor dem Verwenden kräftig schütteln. Zum Mitnehmen portionsweise in kleinere, gut verschließbare Gefäße umfüllen.

Für die Blattsalatmischung verwenden Sie am besten die Salate, die in der jeweiligen Jahreszeit frisch erhältlich sind.

Gewürze und Kräuter auf einen Blick

Durch Gewürze und Kräuter kann jedes Gericht in besonderer Weise verfeinert werden. Aus dem folgenden Überblick können Sie rasch ersehen, welche Gewürze und Kräuter sich mit welchen Gerichten gut kombinieren lassen. Bitte Kräuter nie in einem Glas Wasser aufbewahren.

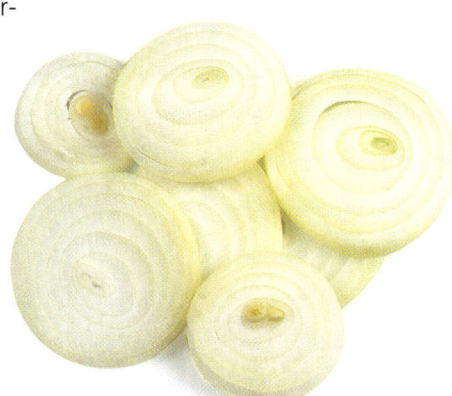

Kräuter- und Gewürztabelle

Kräuter	Ragouts	Wild	Geflügel	Fisch	Eier	Käse	Quark	Butter	Gemüse	Kartoffeln	Suppe	Blattsalate	Rohkost
Basilikum	•	•	•	•				•			•	•	•
Dill				•		•	•			•	•	•	•
Estragon	•					•	•	•		•		•	•
Majoran								•		•	•		•
Petersilie			•	•	•		•	•	•	•	•	•	•
Schnittlauch					•	•	•	•	•	•	•	•	•
Thymian	•	•	•	•				•	•	•			•
Zitronenmelisse			•				•	•	•		•	•	•
Gewürze													
Curry	•	•	•								•		
Ingwer	•		•										
Koriander		•							•				
Knoblauch	•	•	•				•	•	•		•	•	
Kümmel	•	•	•				•		•	•			
Lorbeer	•	•	•	•					•				
Nelken	•	•		•									
Muskat		•									•		
Paprika	•	•	•	•	•	•	•		•		•		
Pfeffer	•	•	•	•	•	•	•		•	•	•	•	
Senfkörner	•	•		•	•								
Wacholder	•	•	•	•					•				

Knoblauch passt besonders
gut zu pikanten Speisen.

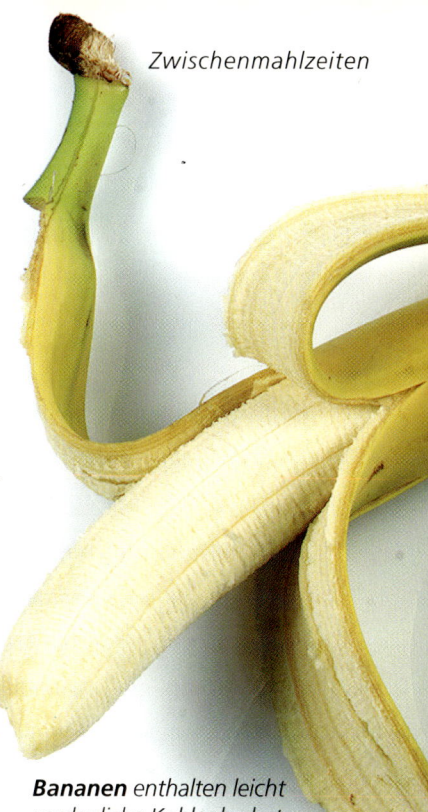

Anmerkungen zu den Frühstücksvorschlägen

Da die Frühstücksgewohnheiten jedes Einzelnen sehr verschieden sind, finden Sie Vorschläge für süße und herzhafte »Starter«, die im jeweiligen Übersichtsplan mit »zur Auswahl« gekennzeichnet sind. Natürlich können Sie mit Hilfe der Trenntabelle auch Ihr individuelles kohlenhydratreiches, eiweißreiches oder neutrales Frühstück zusammenstellen. Gehören Sie zu den Frühstücksmuffeln, so sollten Sie sich bereits am frühen Vormittag einen kohlenhydratreichen Snack mit Vollkornprodukten gönnen. Denn nur wenn Ihr Blutzuckerspiegel nicht zu sehr absinkt, verfügen Sie über genügend Konzentration und Leistungsfähigkeit.

Kohlenhydratreiche Snacks für Frühstücksmuffel

Aus diesen kohlenhydratreichen Snacks können Sie sich Ihren Lieblingssnack auswählen:
❖ 1 Scheibe Vollkornbrot, mit Butter bestrichen und mit ein paar Scheiben Camembert, 60% i. Tr. belegt. Dazu 1 Glas Gemüsesaft oder Milch trinken.
❖ 4 EL Haferflocken, mit ein paar fein gehackten getrockneten Früchten oder Scheiben einer kleinen Banane und 1/8 l Milch verrührt.
❖ 2 Scheiben Vollkornzwieback, mit Butter und etwas Honig bestrichen. Dazu 1 Glas Früchtetee trinken.
❖ 1 Scheibe Vollkornbrot, mit Doppelrahmfrischkäse bestrichen und mit reichlich Schnittlauchröllchen bestreut. Dazu 1 Glas Gemüsesaft trinken.

Bananen enthalten leicht verdauliche Kohlenhydrate, meist als Einfachzucker.

Anmerkungen zu den Lunchpaketen

Lunchpakete sind speziell für Berufstätige gedacht. Die Rezepte sind so zusammengestellt, dass Sie die einzelnen Komponenten bereits am Vorabend zubereiten und entsprechend verpackt mitnehmen oder auch auf dem Weg zur Arbeit einkaufen können. Wenn Sie nicht berufstätig sind und lieber abends kalt essen, können Sie selbstverständlich die Mittagsmahlzeit mit der Abendmahlzeit vertauschen. Allerdings entspricht dies nicht mehr dem Hayschen Prinzip.

Wenn Sie mit Ihrem Partner oder einer Freundin gemeinsam eine Trennkostwoche einlegen möchten, müssen Sie die Zutaten für die einzelnen Mahlzeiten einfach nur verdoppeln.

Am besten bewahren Sie die Lunchpakete bis zum Essen immer im Kühlschrank auf. Entsprechende Verpackungsmaterialien sind beispielsweise Twist-off-Gläser für Dressings und Tupperware-Gefäße für Salate und Salatzutaten sowie Klarsicht- und Alufolie. Damit die Mahlzeiten appetitlich aussehen, sollten Sie sie möglichst vor dem Essen auf einem Teller anrichten.

Anmerkungen zu den Abendsnacks

Laut Hay sollte die eiweißreiche Mahlzeit mittags und die kohlenhydratreiche abends verzehrt werden.

Wie alle Gerichte sind auch die Abendsnacks ohne großen Aufwand schnell zubereitet. Falls Ihnen ein Gericht nicht zusagen sollte, können Sie ohne weiteres ein anderes Gericht innerhalb der angegebenen Gruppe zubereiten oder es entsprechend den Tips einfach abwandeln. Gleiches gilt auch für die Lunchpakete.

TiP!

Hunger vor dem Zubettgehen?

Essen Sie nach Möglichkeit nicht zu spät zu Abend, damit Ihr Stoffwechsel die notwendige Nachtruhe erhält. Falls Sie vor dem Schlafengehen noch Essgelüste verspüren, naschen Sie einfach ein paar Früchte, oder trinken Sie ein Glas Buttermilch.

Häppchen für zwischendurch

Zwischenmahlzeiten werden bewusst nicht vorgegeben, denn hier sind die individuellen Essgewohnheiten besonders unterschiedlich. Am besten wählen Sie als Snack Nahrungsmittel aus der neutralen Gruppe, also beispielsweise ein Eckchen vollfetten Käse, ein paar Nüsse, rohes Gemüse, Früchte, die Sie pur essen, eine Tasse Brühe mit Gemüsestreifen oder ein Glas Buttermilch. Dadurch gewinnt Ihr Körper genügend Zeit, um eine vorausgegangene kohlenhydrat- bzw. eiweißreiche Mahlzeit vollständig zu verdauen. Kombinieren Sie auf keinen Fall Produkte aus der Kohlenhydrat- und der Eiweißgruppe. Gewöhnen Sie sich an, auch wenn Sie keinen Heißhunger verspüren, regelmäßig einen kleinen Snack zu sich zu nehmen. Vergessen Sie auch nicht, ausreichend zu trinken, um Ihren Flüssigkeitshaushalt im Gleichgewicht zu halten.

Nektarinen *sind glattschalige Pfirsiche mit weißem oder gelbem Fruchtfleisch.*

Trenntricks im Restaurant

Keine Panik vor einem Restaurantbesuch! Sie müssen sich nur nach einem Blick auf die Speisekarte entweder für ein eiweißreiches oder ein kohlenhydratreiches Menü entscheiden. Beilagen, die dem Trennkostgedanken widersprechen, können Sie getrost ändern oder einfach weglassen.

Ideale Vorspeisen sind klare Brühen mit Gemüse oder kleine Rohkostteller. Als Dessert bieten sich Käse oder, nach eiweißreichen Gerichten, auch frische Früchte an.

Und sollten in Ihrer Kantine beispielsweise Gerichte angeboten werden, wie sie nachfolgend aufgeführt werden, dann greifen Sie ruhig zu.

Trinken Sie zu den Mahlzeiten möglichst Mineralwasser. Wenn Sie jedoch alkoholische Getränke bestellen möchten, dann kombinieren Sie am besten Wein mit eiweißreichen Mahlzeiten und Bier mit kohlenhydratreichen Gerichten.

Eiweißreiche Gerichte im Restaurant

Hier finden Sie ein paar Tips für Trennmöglichkeiten im Restaurant:

❖ Gegrillter oder gedünsteter Fisch mit einer großen Portion gemischtem Salat

Tip: Verlangen Sie das Dressing, das am besten nur aus Öl und Essig bestehen sollte, separat dazu, und machen Sie den Salat selbst an.

❖ Gegrilltes Steak ohne Sauce mit einer großen Portion Gemüse

Tip: Fragen Sie beim Bestellen gleich nach, wie das Gemüse zubereitet wird.

❖ 1/2 gegrilltes Huhn mit einer großen Portion gemischtem Salat

Tip: Essen Sie die Haut möglichst nicht mit.

❖ 1 große Rohkostplatte mit verschiedenen Quarkdips.

❖ Putengeschnetzeltes mit Gemüse

Tip: Essen Sie den üblicherweise dazu servierten Reis nicht mit.

❖ Kräuterrührei mit einer großen Portion gemischtem Salat

Kartoffeln enthalten sehr hochwertiges Eiweiß.

Kohlenhydratreiche Gerichte im Restaurant

❖ Folienkartoffeln mit Kräutercreme und gegrilltem Maiskolben

❖ Pellkartoffeln mit Kräuterquark

❖ Raclette mit Pellkartoffeln

❖ Gemüse in Käsesauce mit Bratkaroffeln

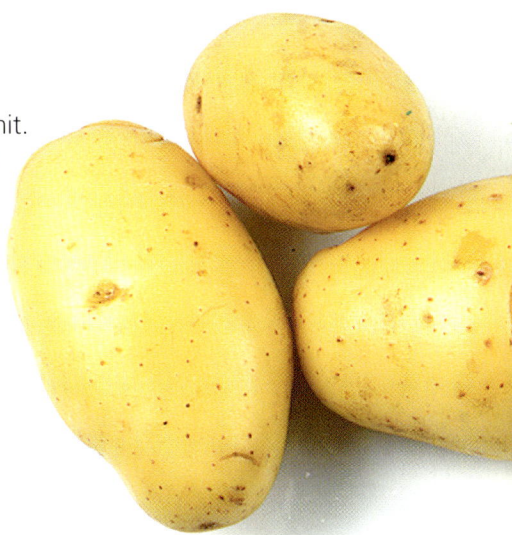

Saisonale Trennkost für immer?

Haben Sie sich für eine saisonale Trennkostwoche entschieden? Und haben Sie dabei entdeckt, wie sich diese Ernährungsweise positiv auf Ihr Gewicht und Ihr Wohlbefinden ausgewirkt hat? Dann wäre es ideal, wenn Sie noch ein paar Wochen lang weiter konsequent weitertrennen würden, damit sich Ihr Stoffwechsel den geänderten Essgewohnheiten anpassen und den vorhandenen Säureüberschuss abbauen kann. Dabei sollte jedoch das Abnehmen allein nicht im Vordergrund stehen.

Was spricht für alte Essgewohnheiten?

*Der **Apfel** ist die in Deutschland am meisten verzehrte Obstart.*

Und nach diesen Trennkostwochen? Kehren Sie möglichst nicht wieder zu Ihren alten Ernährungsgewohnheiten zurück. Denn mit dem Wiederentdecken der Jahreszeiten und dem bewussten Genießen der saisonalen Produkte haben Sie den entscheidenden Schritt dazu getan, Ihr Leben wieder im Einklang mit der Natur zu gestalten. Trennen bedeutet keineswegs nur, bestimmte Nahrungsmittel einzelnen Gruppen zuzuordnen, sondern vielmehr, den Jahreszeiten und ihren Besonderheiten den Stellenwert einzuräumen, der ihnen zusteht und der heute fast in Vergessenheit geraten ist. Das Nahrungsangebot der jeweiligen Jahreszeit können Sie natürlich auch ohne ganz striktes Einhalten der Hayschen Trennkost genießen.

Das Wohlfühlgewicht

Genießen Sie bewusst die saisonalen Produkte, und Sie werden sich im Einklang mit der Natur fühlen.

Abnehmen ist die eine Sache, sich wohl zu fühlen die andere. Heute sind die gängigen Schönheitsideale wie spindeldürre Models schon lange passé. Auch die Begriffe Ideal- und Normalgewicht sind größtenteils aus der einschlägigen Literatur verschwunden. Heute geht es vielmehr um das individuelle Wohlfühlgewicht, das nicht nur vom Alter und von der Größe, sondern auch vom individuellen Körperbau abhängig ist. In erster Linie heißt es, das individuelle Körpergefühl zu berücksichtigen. Nicht immer ist Schlanksein nämlich mit Leistungsfähigkeit und Gesundheit gleichzusetzen.

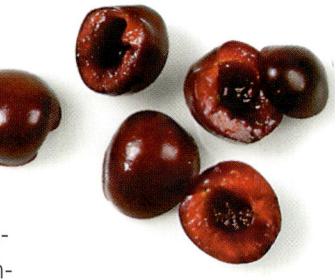

Wichtiger Faktor: der Blutzuckerspiegel

Ein möglichst konstanter Blutzuckerspiegel ist entscheidend für das Durchhalten einer Ernährungsform. Sinkt er zu sehr ab, fühlen wir uns schlapp und arbeiten unkonzentriert, der Heißhunger auf Süßes wächst. Um dies zu verhindern, ist es wichtig, Vollkornprodukte sowie reichlich Obst und Gemüse zu verzehren. Sie enthalten Kohlenhydrate und Ballaststoffe, die nur langsam abgebaut werden und damit eine »Achterbahnfahrt« des Blutzuckerspiegels verhindern.

Kirschen enthalten u. a. Kalium und Vitamin C.

Vom Körper leicht abzubauende Kohlenhydrate, beispielsweise Süßigkeiten oder Honig, lassen den Blutzuckerspiegel rasch in die Höhe schnellen. Durch eine vermehrte Insulinausschüttung kommt es anschließend jedoch wieder zu einem rapiden Abfall des Blutzuckerspiegels. Dies führt zu einer Unterzuckerung, die die oben erwähnten Symptome wie Schlappheit und Müdigkeit verursacht.

Jeder, der auf seinen Körper hört, weiß, mit welchem Gewicht er sich rundum wohl fühlt und leistungsfähig ist.

Trennkost nach Lust und Laune

Die Vierjahreszeiten-Trenndiät erspart es Ihnen, Zutaten abzuwiegen und sich sklavisch an Rezepte zu halten. Die aufgeführten Einkaufslisten wollen Ihnen nur einen groben Überblick darüber geben, welche Nahrungsmittel Sie ungefähr benötigen. Um Ihnen möglichst viel Spielraum beim saisonalen Trennen zu lassen, finden Sie jede Menge Alternativen zu bestimmten Produkten.
Natürlich steht es Ihnen frei, sich mit Hilfe der Trenntabelle eigene eiweiß- bzw. kohlenhydratreiche Mahlzeiten zusammenzustellen. Auch die Gewürzangaben sind bewusst so gehalten, dass Sie nach eigenem Gusto würzen und abschmecken können. Die Kräuter- und Gewürztabelle auf Seite 38 gibt Ihnen an, welche Gewürze und Kräuter zu den verschiedenen Mahlzeiten passen.

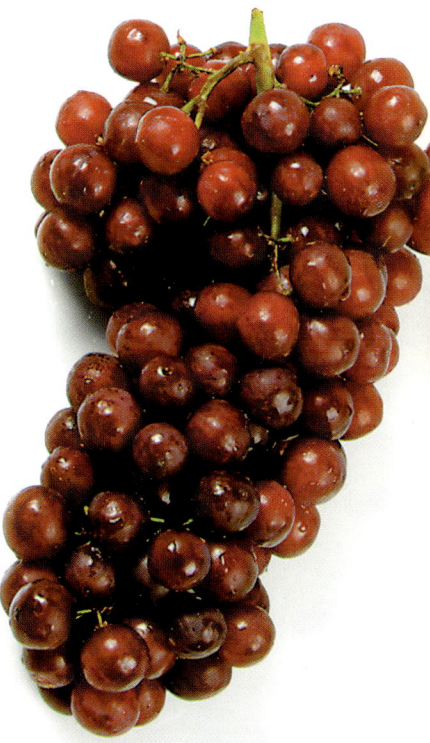

TiP!
So achten Sie auf Ihren Blutzuckerspiegel
Verzehren Sie Früchte, die nach eiweißreichen Mahlzeiten als Dessert vorgesehen sind, einfach als Vorspeise, auch wenn dies nicht unseren Ernährungsgewohnheiten entspricht. Damit können Sie Ihren Blutzuckerspiegel im Gleichgewicht halten.

Die Frühlings-Trennkost

N ach den langen Wintermonaten erwacht die Natur im Frühling zu neuem Leben. Überall sprießt zartes Grün hervor, entwickeln sich Knospen, Blätter und Blüten. Allerorten finden sich Wachstum und Lebendigkeit. Auch der menschliche Körper schaltet von der winterlichen Ruhephase auf verstärkte Aktivitäten um. Je heller und wärmer es draußen wird, desto mehr wird unser Stoffwechsel angeregt und gefordert. Um dem gerecht zu werden, müssen wir unsere Ernährung umstellen. Proteinreiche Gerichte, die viele Vitamine und Mineralstoffe enthalten, sollten jetzt unseren Speiseplan bestimmen. Halten Sie Ihre Augen auf: Das Angebot an zartem Gemüse, aromatischen Kräutern, knackigen Salaten, frisch gestochenem Spargel, neuen Kartoffeln und zuckersüßen Erdbeeren wird von Woche zu Woche größer.

Bevorzugen Sie schonende Zubereitungsmethoden (Dämpfen, kurzes Dünsten), damit die wertvollen Nährstoffe erhalten bleiben.

Das Frühlingsangebot der Natur

Gemüse

Blattsalate	Löwenzahn
Blattspinat	Mairüben/Navets
Fenchel	Mangold
Frühkartoffeln	Rhabarber
Frühlingskarotten	Radieschen
Frühlingszwiebeln	Rucola
Hopfensprossen	Salatgurke
Kohlrabi	Sauerampfer
Kräuter	Spargel
	Zuckerschoten

Obst

Erdbeeren	Kirschen
Johannisbeeren	Stachelbeeren

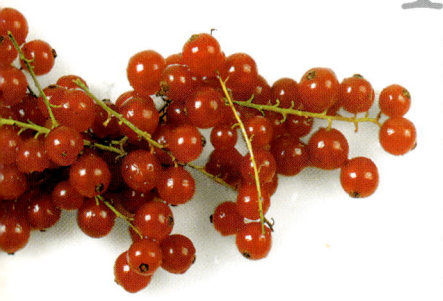

Basilikum *eignet sich zum Würzen und wirkt als Tee gegen Verdauungsstörungen.*

Wochenplan für die Frühlings-Trennkost

Frühstück	Lunchpakete (eiweißreich)	Abendsnacks (kohlenhydratreich)
1. Tag zur Auswahl	Gegrilltes Hähnchen mit Salat (Seite 47)	Camembert-Nuss-Toast (Seite 50)
2. Tag zur Auswahl	Spargelcarpaccio (Seite 48)	Nudeln mit Frühlings-gemüse (Seite 50)
3. Tag zur Auswahl	Rohkost mit Kräuter-Ei-Dip (Seite 48)	Ofenkartoffeln mit Käse (Seite 50)
4. Tag zur Auswahl	Käseplatte mit Früchten (Seite 47)	Pilzreis (Seite 51)
5. Tag zur Auswahl	Shrimpscocktail (Seite 49)	Mozzarellatoast (Seite 51)
6. Tag zur Auswahl	Frischkäsecreme mit Früchten (Seite 49)	Blechkartoffeln mit Kräuterdip (Seite 52)
7. Tag zur Auswahl	Beerenmüsli (Seite 49)	Karottenpuffer (Seite 52)

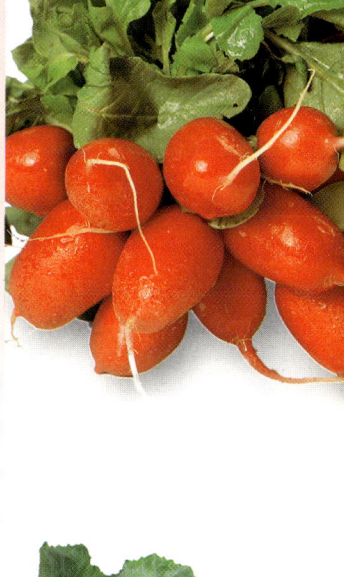

Radieschen werden zum Wurzel- und Knollengemüse gezählt.

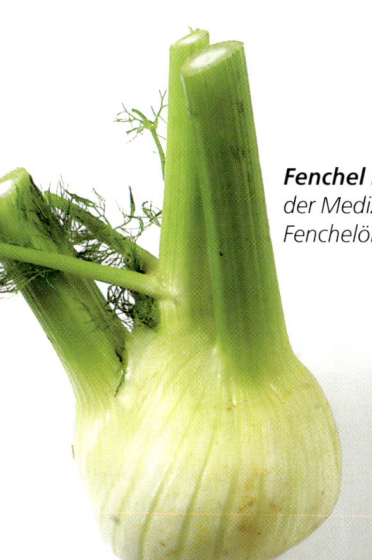

Fenchel liefert das in der Medizin wichtige Fenchelöl.

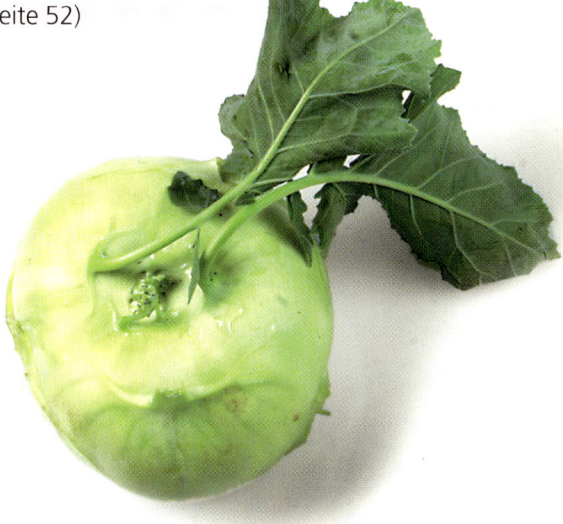

45

Frühstücksvorschläge im Frühling

Wer mit Kraft und Schwung einen neuen Frühlingstag beginnen möchte, kann sich aus den hier folgenden Frühstücksvorschlägen den für ihn passenden heraussuchen.

Camembert schmeckt am besten, wenn er noch nicht zu reif ist.

Camembertbrot

1 Scheibe Vollkornbrot
Butter
50 g Camembert, 60% Fett i.Tr.
Schnittlauchröllchen

Den Camembert in dünne Scheiben schneiden, auf das mit Butter bestrichene Brot legen und Schnittlauchröllchen darüber streuen.

Tip: Sie können den Camembert auch durch andere vollfette Käsesorten wie z. B. Weichkäse mit Blauschimmel oder Doppelrahmfrischkäse ersetzen.

Honigbrot

1 Scheibe Vollkornbrot
2 EL Doppelrahmfrischkäse
1 EL Honig
geröstete Mandelblättchen

Das geröstete Vollkornbrot mit Doppelrahmfrischkäse und mit Honig bestreichen, dann Mandelblättchen darüber streuen.

Tip: Anstelle von Mandelblättchen können Sie auch geröstete Sesamsamen oder Sonnenblumenkerne zum Bestreuen verwenden.

Erdbeersalat mit Pistazienquark

250 g Erdbeeren
1/2 Becher Magerquark (125 g)
Orangensaft
gehackte Pistazien

In den mit etwas Orangensaft cremig gerührten Quark die gewaschenen und klein geschnittenen Erdbeeren geben und mit gehackten Pistazien bestreuen.

Tip: Je nach Angebot können Sie die Erdbeeren durch anderes Beerenobst oder ungezuckerte tiefgekühlte Früchte ersetzen.

Camembert gehört zu den Weichkäsen mit Schimmelbildung.

Käserührei

1 großes Ei

Mineralwasser

1 EL geriebener Gouda,
48% Fett i.Tr.

jodiertes Salz, Pfeffer

Butter

Schnittlauchröllchen

Gurkenscheiben
oder Radieschen

Den Käse in das mit etwas Mineralwasser verquirlte Ei rühren, mit Salz und Pfeffer abschmecken und in einer beschichteten Pfanne mit etwas Butter stocken lassen. Mit Schnittlauchröllchen bestreuen. Dazu Gurkenscheiben oder Radieschen essen.

Lunchpakete für den Frühling

Diese Lunchpakete sind schnell und einfach zubereitet. Natürlich können Sie, unabhängig von der Angabe des Tages, aus den hier vorgeschlagenen Lunchpaketen das für Sie passende auswählen.

Gegrilltes Hähnchen mit Salat

1/2 gegrilltes Hähnchen
(fertig gekauft)

150 g gemischte Blattsalate
(Seite 37)

4 EL Schütteldressing
(Seite 37)

1. Vom Hähnchen die Haut entfernen.

2. Den Salat mit dem Dressing anmachen. Zum Hähnchen essen.
Als Dessert: frische Früchte oder mit Früchten verrührter milder Naturjoghurt.

Käseplatte mit Früchten

150 g fettarmer Käse,
z. B. Butterkäse, Camembert und Romadur

250 g frische Früchte

Den in mundgerechte Stücke geschnittenen Käse zu den gewaschenen Früchten essen.

Tip: Als Früchte eignen sich Weintrauben, Birnen oder Äpfel. Sie können die Früchte auch durch Gemüse, beispielsweise Karotten, Kohlrabi, Radieschen oder Rettich, ersetzen. Als Dessert können Sie dann die oben angegebenen Früchte verzehren.

Pistazien werden frisch, gesalzen oder geröstet zum Verzehr angeboten.

Achten Sie beim Kauf des Hähnchens auf dessen Herkunft – kaufen Sie möglichst tierschutzkontrolliertes Geflügel.

Erdbeeren enthalten pro 100 Gramm 145 Milligramm Kalium und 65 Milligramm Vitamin C.

Spargelcarpaccio

500 g grüner Spargel

Olivenöl

Zitronensaft oder Sherry-Essig

50 g gehobelter Parmesan,
32 % Fett i.Tr.

Auch weißer Spargel eignet sich für das Spargelcarpaccio.

1. Den Spargel am Vorabend bissfest garen. Abkühlen lassen. Schräg in 2 bis 3 cm lange Stücke schneiden. Mit etwas Olivenöl, Zitronensaft oder Sherry-Essig beträufeln. Bis zum Essen kühl stellen.
2. Den Spargel vor dem Essen mit dem Parmesan bestreuen. Evtl. mit Pfeffer übermahlen. Als Dessert: frische Früchte oder mit Früchten verrührter milder Naturjoghurt.

Tip: Dieses Gericht kann auch mit Hopfensprossen, falls erhältlich, zubereitet werden. Die Sprossen verlesen und kurz blanchieren. Dann wie den Spargel marinieren.

Rohkost mit Kräuter-Ei-Dip

250 g Frühlingskarotten

1 zarter Kohlrabi

1 kleine Fenchelknolle

Für den Dip:

1 Becher milder Naturjoghurt (150 g)

Olivenöl

jodiertes Salz

fein gehackte Kräuter

1 hart gekochtes Ei

1. Den Joghurt mit etwas Olivenöl, wenig Salz und Kräutern abschmecken. Bis zum Essen kühl stellen.
2. Das Gemüse putzen, waschen und in Stifte bzw. Scheiben schneiden.
3. Das Ei ganz fein hacken. Vor dem Essen über den Dip streuen. Als Dessert: frische Früchte.

Tip: Wenn Sie kein rohes Gemüse vertragen, sollten Sie sich aus der Kantine eine Portion gegartes, gemischtes Gemüse holen oder das am Vorabend gekochte Gemüse mitnehmen und dazu den Dip essen.

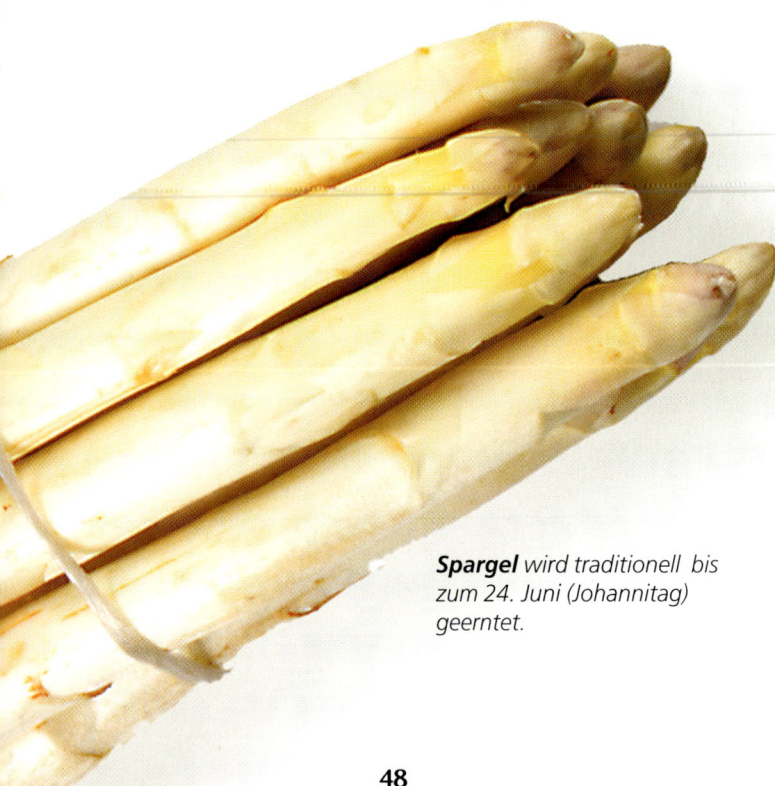

Spargel wird traditionell bis zum 24. Juni (Johannitag) geerntet.

Frischkäsecreme mit Früchten

1 Becher körniger Frischkäse
(200 g)
Zitronensaft
1 EL fein gehackte Pistazien
250 g frische Früchte,
z. B. Erdbeeren, Stachelbeeren
oder Kirschen

Den mit etwas Zitronensaft und
den Pistazien verrührten Frischkäse zu den gewaschenen und
mundgerecht geschnittenen
Früchten essen.

Beerenmüsli

1/2 Becher Magerquark (125 g)
Orangensaft
250 g reifes, gemischtes
Beerenobst
1 EL geröstete Sonnenblumenkerne

1. Den Quark mit dem
Orangensaft verrühren. Bis
zum Essen kühl stellen.
2. Das Beerenobst kurz überbrausen, trocken tupfen und
vor dem Essen unter den Quark
rühren. Mit den Sonnen-
blumenkernen bestreuen.

Tip: Sie können das Beerenobst
auch durch andere Früchte ersetzen. Hierfür eignen sich besonders Aprikosen, Pfirsiche
oder Nektarinen. Auch Bananen
passen gut zu Quark.

Shrimpscocktail

150 g Tiefseegarnelen
1 Becher milder Naturjoghurt
(150 g)
Zitronensaft
fein gewiegter Dill
1/2 reife Avocado

1. Den Joghurt mit etwas Zitronensaft und reichlich Dill
abschmecken.
2. Die Shrimps unter-
rühren. Bis zum Essen
kühl stellen und durch-
ziehen lassen.
3. Die Avocado
schälen und in
dünne Spalten
schneiden.
Evtl. mit etwas
Zitronensaft beträu-
feln. Den
Shrimpscocktail
darauf an-
richten.
Als Dessert:
frische Früchte.

Tip: Anstelle von Avocadospal-
ten können Sie den Shrimpscocktail auf Gurkenscheiben
anrichten oder ein Stück Gurke
in feine Stifte schneiden und vor
dem Essen vorsichtig untermischen. Wenn Sie keine Möglichkeit haben, frische Shrimps
zu kaufen, so verwenden Sie
Tiefkühlware.

Shrimps *sind eine Art
Garnelen, die zur Familie
der Krebse gehören.*

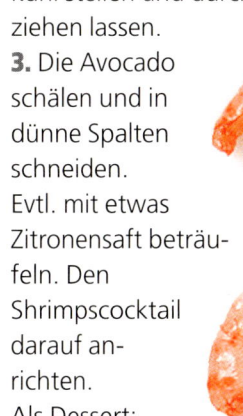

**Verwenden Sie
möglichst biologisch
angebautes Obst und
Gemüse, das es mittler-
weile auch oft schon im
Supermarkt gibt.**

49

Abendsnacks im Frühling

Nach einem arbeitsreichen Frühlingstag können Sie sich aus den hier vorgeschlagenen Abendsnacks Ihre persönliche Abendbelohnung auswählen.

Camembert-Nuss-Toast

2 Scheiben Vollkorntoast
2 EL fein gehackte Nüsse
100 g Camembert,
60% Fett i.Tr.

Walnüsse und Camembert passen geschmacklich sehr gut zusammen.

Das geröstete Toastbrot mit Camembert überbacken und die Nüsse darüber streuen.

Tip: Den Camembert durch andere vollfette Käsesorten wie z. B. Blauschimmelkäse ersetzen.

Nudeln mit Frühlingsgemüse

80 g Vollkornnudeln
250 g gemischtes Frühlingsgemüse, z. B. Karotten, Zuckerschoten und grüner Spargel
4 EL Crème fraîche
jodiertes Salz, Pfeffer
fein gehackte Kräuter

Camembert reift als Weichkäse von außen nach innen.

1. Die Nudeln nach Vorschrift in reichlich Salzwasser bissfest garen.
2. Das Gemüse putzen, waschen, in mundgerechte Stücke schneiden und separat in Salzwasser blanchieren.
3. Die Nudeln abgießen und zurück in den Topf geben. Die Crème fraîche unterrühren. Das Gemüse hinzufügen und noch einmal 2 Minuten erhitzen. Mit wenig Salz und reichlich Kräutern abschmecken. Vor dem Essen mit Pfeffer übermahlen.

Tip: Sie können das Gericht zusätzlich mit 1 EL geriebenem Gouda, 48% Fett i.Tr., bestreuen.

Ofenkartoffeln mit Käse

250 g Frühkartoffeln
2 EL Sesam- oder Kümmelsamen
50 g geriebener Gouda, 48% Fett i.Tr.
Sonnenblumenöl

1. Die Kartoffeln unter fließendem Wasser bürsten bzw.

waschen und ungeschält halbieren. Die nassen Schnittflächen in Sesam- oder Kümmelsamen drücken.

2. Die Kartoffeln mit der Schnittfläche nach oben auf ein mit Backpapier belegtes Blech setzen. Mit etwas Sonnenblumenöl beträufeln. Auf der Mittelschiene im vorgeheizten Backofen bei 200 °C ca. 35 Minuten backen. Kurz vor Backende mit dem Käse bestreuen und diesen schmelzen lassen. Dazu 150 g mit 4 EL Schütteldressing angemachte, gemischte Blattsalate essen (Seite 37).

Pilzreis

80 g Naturreis

250 g Zuchtpilze, z. B. Shiitake-Pilze oder Egerlinge

Butter

4 El Crème fraîche

jodiertes Salz, Pfeffer

fein gehackte Kräuter, beispielsweise Dill, Petersilie und Schnittlauch

1. Den Reis in reichlich Salzwasser bissfest garen.
2. Die Pilze säubern, putzen, halbieren oder vierteln. In wenig Butter ca. 15 Minuten braten. Die Crème fraîche unterrühren. Mit etwas Salz und Pfeffer würzen.

3. Den abgetropften Reis hinzufügen und nochmals kurz erhitzen. Zuletzt reichlich Kräuter untermischen.
Dazu 150 g mit 4 EL Schütteldressing angemachte, gemischte Blattsalate essen (Seite 37).

Mozzarellatoast

2 Scheiben Vollkorntoast

4 getrocknete, in Olivenöl eingelegte Tomaten

Olivenöl

1 Kugel Mozzarella, 45 % Fett i.Tr.

Pfeffer

1. Das Toastbrot rösten. Die eingelegten Tomaten fein hacken.
2. Das geröstete Brot mit wenig Olivenöl beträufeln. Gleichmäßig mit den Tomaten belegen. Mit Mozzarellascheiben überbacken. Vor dem Essen mit Pfeffer übermahlen. Dazu 1 Bund Rucola essen, mit 2 EL Schütteldressing angemacht (Seite 37).

Tip: Verwenden Sie möglichst frische, einheimische Tomaten. Einfach in Scheiben schneiden und auf den Toasts verteilen. Natürlich können Sie auch die Toasts mit mehr als einer Lage Tomaten belegen. Dann bekommen die Toasts einen viel saftigeren Geschmack.

Versuchen Sie statt des normalen Vollkorntoasts auch einmal die Variante mit Sonnenblumenkernen.

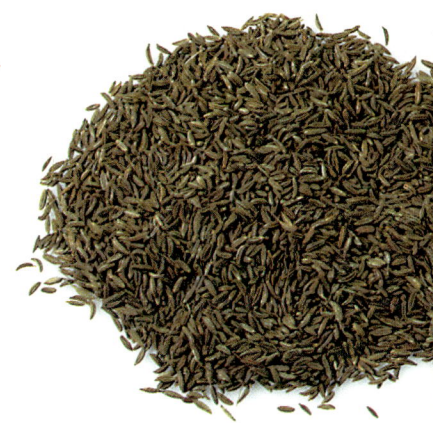

Kümmel *hat eine appetitanregende Wirkung.*

Blechkartoffeln mit Kräuterdip

250 g Frühkartoffeln

Sonnenblumenöl

4 EL Crème fraîche

jodiertes Salz, Pfeffer

fein gehackte Kräuter

Gerade wenn Sie die Kartoffeln ungeschält verzehren wollen, empfiehlt es sich, Kartoffeln aus biologischem Anbau zu verwenden.

1. Die Kartoffeln unter fließendem Wasser bürsten bzw. waschen und ungeschält in 1/2 cm dicke Scheiben schneiden.

2. Die Kartoffeln auf einem mit Backpapier belegten Blech verteilen. Mit etwas Sonnenblumenöl beträufeln. Auf der Mittelschiene im vorgeheizten Backofen bei 200 °C ca. 25 Minuten backen.

3. Die Crème fraîche mit wenig jodiertem Salz, Pfeffer und reichlich fein gehackten Kräutern abschmecken. Nach Wunsch 1 fein gehackte Knoblauchzehe untermischen.

Dazu 150 g mit 4 EL Schütteldressing angemachte, gemischte Blattsalate essen (Seite 37).

Tip: Anstelle von Salat können Sie auch in Butter gedünstetes Frühlingsgemüse zu den Blechkartoffeln essen.

Karottenpuffer

250 g Frühlingskarotten

25 g kernige Haferflocken

2 EL abgetropfte Maiskörner

1 Eigelb

jodiertes Salz, Pfeffer

Vollkornmehl

Sonnenblumenöl

50 g geriebener Gouda, 48% Fett i.Tr.

1. Die Karotten schaben und grob raspeln. Mit den Haferflocken und den Maiskörnern vermischen. Dann das Eigelb untermischen. Mit etwas jodiertem Salz und Pfeffer würzen. Zuletzt mit Mehl binden.

2. Aus der Masse flache Puffer formen. In einer beschichteten Pfanne in wenig erhitztem Sonnenblumenöl auf beiden Seiten goldbraun braten.

3. Die Karottenpuffer gleichmäßig mit geriebenem Käse bestreuen und zugedeckt schmelzen lassen – nicht zu lange, sonst wird der Käse hart.

Karotten enthalten das fettlösliche Karotin, das nur mit Fett vom Körper aufgenommen werden kann.

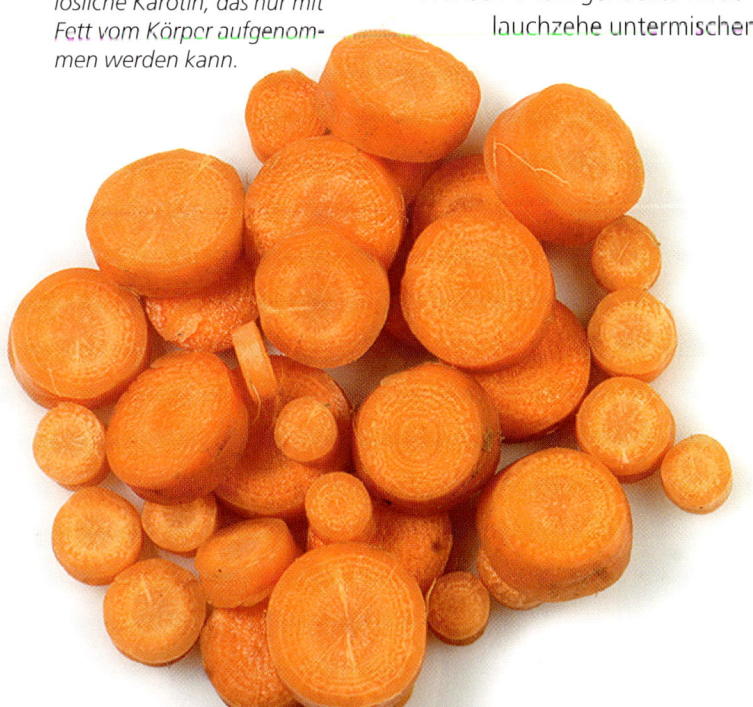

Einkaufsliste für den Frühling

Diese Einkaufsliste enthält alle Nahrungsmittel, die Sie für die Lunchpakete und Abendsnacks des auf Seite 45 angegebenen Wochenplans benötigen. Die Zutaten für das Frühstück und die Desserts sind in dieser Einkaufsliste nicht berücksichtigt, da hier erfahrungsgemäß jeder nach seiner persönlichen Vorliebe auswählt.

Wenn es Ihnen möglich ist, sollten Sie nicht alle Wochenzutaten im Voraus kaufen, sondern zumindest das Gemüse nicht länger als drei Tage aufbewahren.

Milchprodukte und Käse
1 Becher Crème fraîche (250 g)
1 Becher körniger Frischkäse (200 g)
1 Becher Magerquark (250 g)
2 Becher milder Naturjoghurt (à 150 g)
100 g Camembert, 60% Fett i.Tr.
100 g geriebener Gouda, 48% Fett i.Tr.
1 Kugel Mozzarella, 45% Fett i.Tr.
50 g Parmesan, 32% Fett i.Tr.
150 g fettarmer Käse

Gemüse, Obst und Kräuter
1 Kopf Eisbergsalat
1 Kopf Friséesalat
1 Kopf Radicchio
1 Fenchelknolle
500 g Frühkartoffeln
500 g Frühlingskarotten
1 Kohlrabi
500 g Spargel
250 g gemischtes Gemüse nach Wahl
1 Salatgurke
250 g Zuchtpilze

Dill, Petersilie, Schnittlauch
1 Bund Rucola
1 Avocado

Obst und Schalenfrüchte
250 g Beerenobst
Zitronen
saisonale Früchte in unbegrenzter Menge nach Wahl
Nüsse und Samen nach Wahl

Außerdem
1/2 gegrilltes Huhn
150 g Tiefseegarnelen
Vollkorntoast
Vollkornnudeln und -reis
kernige Haferflocken
50 g getrocknete, in Olivenöl eingelegte Tomaten
1 kleine Dose Maiskörner

Als Vorrat im Haus
Butter
Eier
jodiertes Salz, Gewürze
Oliven-, Sonnenblumenöl
Sherry-Essig
Schalotten
Orangensaft

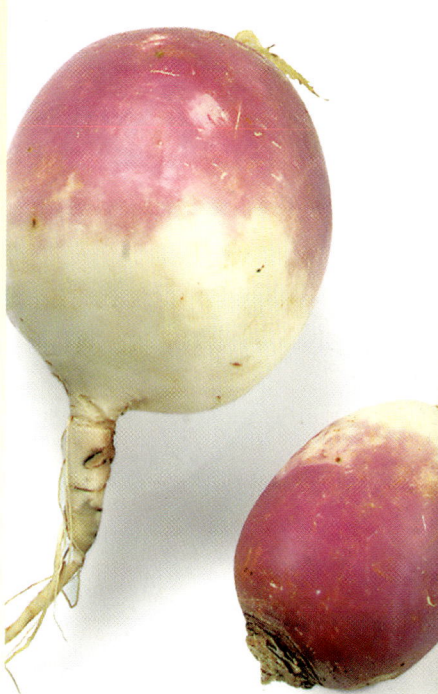

Mairüben *sind helle, zarte, meist schnell gewachsene Speiserüben.*

Die Sommer-Trennkost

Im Sommer, wenn die Tage am längsten und die Nächte am kürzesten sind, erreicht die Wachstumsperiode in der Natur ihren Höhepunkt. Zu keiner anderen Zeit ist die Auswahl an einheimischem Gemüse, Salaten und Früchten so groß. Die Sonne verhilft der Natur und uns zu schier unbändiger Lebenslust. Doch Achtung, die Hitze hat auch ihre Tücken. Sonnenbrand und Sonnenstich sind im Sommer weit verbreitete Übel. Den Begriff Wasserverlust hört man dagegen selten. Vermeiden Sie Wasserverluste, indem Sie reichlich trinken. Essen Sie jetzt bevorzugt leichte, wasserreiche Nahrungsmittel wie Salate und Früchte. Sie enthalten gleichzeitig viele wertvolle Mineralstoffe, die unseren Flüssigkeitshaushalt im Gleichgewicht halten.

Johannisbeeren
weisen einen Gehalt von 35 Milligramm Vitamin C pro 100 Gramm auf.

Mit Sommerfrüchten und Salaten können Sie sich erfrischen und Wasserverlusten vorbeugen.

Das Sommerangebot der Natur

Gemüse

Auberginen	Maiskolben
Blattsalate	Rettich
Bohnen	Paprikaschoten
Brokkoli	Stangensellerie
Erbsen	Tomaten
Gurken	Waldpilze
Kräuter	Zucchini
Kürbis	

Obst

Aprikosen	Kirschen
Brombeeren	Melonen
Erdbeeren	Mirabellen
Heidelbeeren	Pfirsiche
Himbeeren	Stachelbeeren

Auberginen
oder Eierfrüchte werden immer häufiger auch in Deutschland angebaut.

Wassermelonen
enthalten nur 12 Kalo pro 100 Gramm.

Wochenplan für die Sommer-Trennkost

Frühstück	Lunchpakete (eiweißreich)	Abendsnacks (kohlenhydratreich)
1. Tag zur Auswahl	Melone mit Schinken (Seite 57)	Kartoffel-Gurken-Salat mit Schafskäse (Seite 59)
2. Tag zur Auswahl	Früchte mit Pistazienquark (Seite 57)	Überbackener Kürbis (Seite 60)
3. Tag zur Auswahl	Gemüserohkost mit Kräuterfrischkäse (Seite 57)	Paprikatoast (Seite 60)
4. Tag zur Auswahl	Blattsalat mit Omeletteröllchen (Seite 59)	Nudel-Gemüse-Salat (Seite 60)
5. Tag zur Auswahl	Quarkcreme mit Erdbeermus (Seite 58)	Folienkartoffeln mit Kräuter-Crème fraîche (Seite 61)
6. Tag zur Auswahl	Tomaten mit Mozzarella und Basilikum (Seite 58)	Gegrillte Maiskolben (Seite 61)
7. Tag zur Auswahl	Joghurt-Himbeer-Gelee (Seite 58)	Reisfrikadellen mit Tomaten (Seite 61)

Himbeeren *weisen einen hohen Gehalt an Kalium und Vitamin C auf.*

Frühstücksvorschläge im Sommer

Auch wenn es morgens vielleicht schon so heiß ist, dass Sie gar keine rechte Lust auf ein Frühstück verspüren, werden Sie diesen erfrischenden Frühstücksvorschlägen sicherlich nicht widerstehen können.

Tomatenbrot

1 Scheibe Mehrkornbrot
2 EL Doppelrahmfrischkäse
1 große Tomate
jodiertes Salz, Pfeffer
Schnittlauchröllchen

Auch Aprikosen oder Beerenobst lassen sich gut mit Quark kombinieren.

Auf das mit Doppelrahmfrischkäse bestrichene Mehrkornbrot dünne Tomatenscheiben verteilen. Mit Salz und Pfeffer sparsam würzen und mit Schnittlauchröllchen bestreuen.

Tip: Zur Abwechslung können Sie das Brot mit Gurkenscheiben belegen.

Käsesandwich

2 Scheiben Vollkorntoast
Butter
1 Tomate
50 g Camembert, 60% Fett i.Tr.
Basilikumblättchen

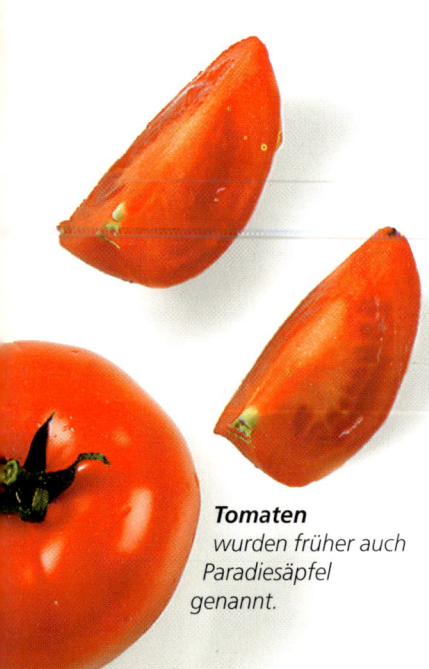

Tomaten
wurden früher auch Paradiesäpfel genannt.

Auf das geröstete und mit Butter bestrichene Toastbrot abwechselnd Tomaten- und Camembertscheiben legen. Basilikumblättchen darauf streuen und die weitere Toastbrotscheibe darüber decken.

Pfirsichquark

1 großer reifer Pfirsich
1/2 Becher Magerquark (125 g)
etwas Milch
Minzeblättchen

1. Den Pfirsich waschen, halbieren und entsteinen. In feine Spalten schneiden.
2. Den Quark mit etwas Milch cremig rühren. Die Minzeblättchen in feine Streifen schneiden. Zusammen mit den Pfirsichspalten unter den Quark rühren. Kurz ziehen lassen.

Melonenfrischkäse

200 g Wassermelone
125 g Himbeeren
1/2 Becher körniger Frischkäse (100 g)
1 EL gemahlene Haselnüsse
Zitronensaft

1. Das Melonenfleisch in Würfel schneiden. Die Himbeeren überbrausen und abtropfen lassen.
2. Den Frischkäse mit den Nüssen und etwas Zitronensaft verrühren. Melonenfleischwürfel und Himbeeren darauf anrichten.

Lunchpakete im Sommer

Sie suchen sich ein schattiges Plätzchen im Freien und genießen das von Ihnen am Vorabend bereits zubereitete Sommer-Lunchpaket. Sie müssen sich natürlich nicht an die Tagesvorgabe halten, sondern können aus den hier vorgeschlagenen Lunchpaketen das für Sie gerade passende auswählen.

Melone mit Schinken

250 g Honigmelone
100 g luftgetrockneter Schinken ohne Fettrand in hauchdünnen Scheiben

Legen Sie die hauchdünnen Schinkenscheiben einfach über die in Spalten geschnittene Honigmelone, oder umwickeln Sie etwas Honigmelonenfleisch mit den Schinkenscheiben.

Früchte mit Pistazienquark

250 g Frischobst, z.B. 1 Pfirsich und 1 Hand voll Kirschen
1/2 Becher Magerquark (125 g)
Milch
gemahlener Zimt
1 El feingehackte Pistazien

1. Den Quark mit etwas Milch cremig rühren. Mit einer Prise gemahlenem Zimt abschmecken. Dann mit den gehackten Pistazien bestreuen. Bis zum Essen kühl stellen.
2. Die Früchte waschen. Den Pfirsich in Spalten schneiden. In den Pistazienquark dippen.

Gemüserohkost mit Kräuterfrischkäse

250 g gemischtes Gemüse, z. B. Stangensellerie und Paprikaschote
1/2 Becher körniger Frischkäse (100 g)
Milch
jodiertes Salz, Pfeffer
1 fein gehackte Schalotte
Schnittlauchröllchen

1. Den Frischkäse mit etwas Milch verrühren. Mit wenig Salz, Pfeffer und Schalottenwürfelchen abschmecken. Zuletzt Schnittlauchröllchen unterrühren. Bis zum Essen kühl stellen.
2. Das Gemüse putzen, waschen und in mundgerechte Stücke schneiden. In den Kräuterfrischkäse dippen.
Als Dessert: frische Früchte.

Vergessen Sie das Trinken nicht. Mineralwasser passt zu allen Lunchpaketen.

__Honigmelonen__ gehören zur Familie der Kürbisgewächse.

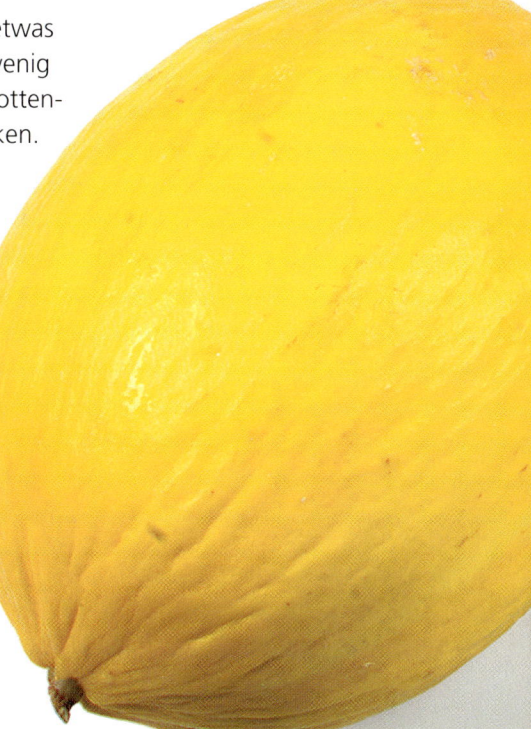

Wenn Sie Basilikum in einem kleinen Topf haben, können Sie immer wieder selbst ernten.

Mozzarella ist in Salzlake eingelegter Büffel- oder Kuhmilchkäse.

Quarkcreme mit Erdbeermus

1/2 Becher Magerquark (125 g)

etwas Milch

etwas Vanillemark

250 g reife Erdbeeren

Orangen- oder Zitronensaft

1. Den Quark mit der Milch cremig rühren. Mit etwas Vanillemark abschmecken.
2. Die Erdbeeren putzen, waschen und vierteln. Im Mixer mit etwas Orangen- oder Zitronensaft pürieren.
3. Quarkcreme und Erdbeermus abwechselnd in ein verschließbares Gefäß schichten. Bis zum Essen kühl stellen.

Tip: Diese Schichtspeise können Sie auch mit anderen reifen Früchten wie z. B. gehäuteten Aprikosen oder gemischtem Beerenobst zubereiten.

Tomaten mit Mozzarella und Basilikum

125 g Kirschtomaten

125 g Mozzarellakügelchen, 45% Fett i.Tr.

Basilikumblättchen

Olivenöl

Sherry- oder Balsamico-Essig

jodiertes Salz, Pfeffer

1. Die Kirschtomaten waschen. Zusammen mit dem abgetropften Mozzarella und den Basilikumblättchen in ein verschließbares Gefäß füllen.
2. Mit etwas Olivenöl und Sherry- oder Balsamico-Essig beträufeln. Dann mit wenig Salz würzen und mit Pfeffer übermahlen. Über Nacht im Kühlschrank marinieren lassen. Bis zum Essen kühl stellen. Als Dessert: frische Früchte.

Joghurt-Himbeer-Gelee

1 Becher milder Naturjoghurt (150 g)

Zitronensaft

2 Blatt helle Gelatine

250 g Himbeeren

Minzeblättchen

1. Den Joghurt mit frisch gepresstem Zitronensaft verrühren.
2. Die Gelatine in kaltem Wasser einweichen, quellen lassen und gut ausdrücken. In 2 EL heißem Wasser auflösen und unter den Joghurt rühren.
3. Die Himbeeren und ein paar in Streifen geschnittene Minzeblättchen in einem verschließbaren Gefäß verteilen. Den Joghurt darüber geben und über Nacht in den Kühlschrank stellen, damit das Gelee stocken kann. Das Ganze bis zum Essen kühl stellen.

Blattsalat mit Omeletteröllchen

2 Eier

2 EL Mineralwasser

jodiertes Salz, Pfeffer

fein gehackte Kräuter

Butter

150 g gemischte Blattsalate

4 EL Schütteldressing

1. Die Eier mit dem Mineralwasser verquirlen. Mit wenig Salz und Pfeffer würzen, dann die Kräuter unterrühren. In einer beschichteten Pfanne mit etwas erhitzter Butter ein flaches Omelette braten. Aufrollen und abkühlen lassen. Schräg in Scheiben schneiden.

2. Die Blattsalate mit dem Schütteldressing anmachen. Die Omeletteröllchen darauf anrichten.

Als Dessert: frische Früchte.

Für ein wenig Abwechslung: Sie können ab und zu etwas Keta-Kaviar über Ihren Salat geben.

Abendsnacks im Sommer

Ein langer Sommertag ist zu Ende. Erholen Sie sich für weitere Unternehmungen mit einem von den hier vorgeschlagenen Abendsnacks.

Kartoffel-Gurken-Salat mit Schafskäse

250 g in der Schale gegarte Kartoffeln

1 Salatgurke

4 EL Schütteldressing (Seite 37)

50 g Schafskäse, 50% Fett i. Tr.

1. Die Kartoffeln pellen und in Scheiben schneiden. Die Gurke schälen, längs halbieren und die Kerne mit einem Teelöffel herauskratzen. Dann in Halbmonde schneiden.

2. Kartoffel- und Gurkenscheiben locker vermischen und mit dem Dressing anmachen.

3. Den Schafskäse über den Salat raspeln.

Tip: Anstelle von Schafskäse können Sie auch Edelpilzkäse über dem Kartoffel-Gurken-Salat zerkrümeln.

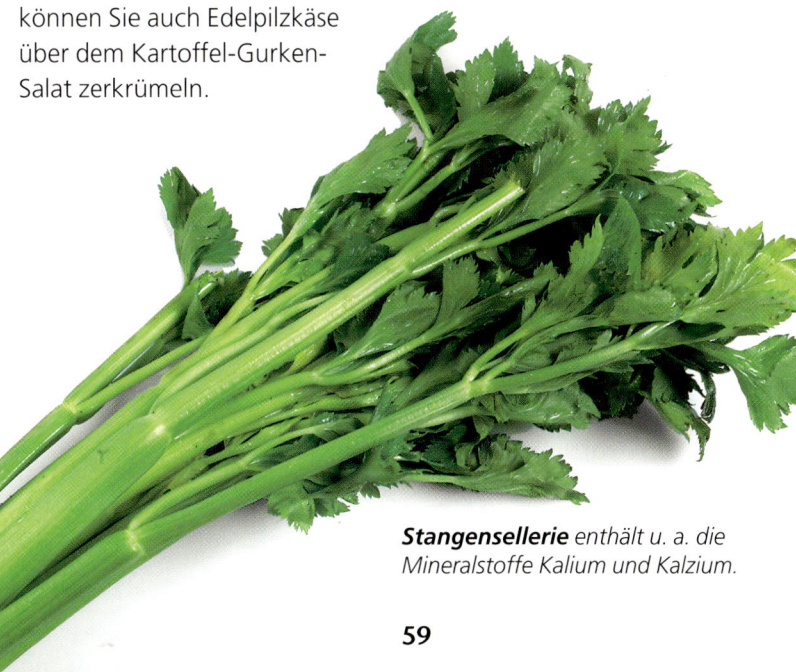

Stangensellerie enthält u. a. die Mineralstoffe Kalium und Kalzium.

Nehmen Sie den Abend-snack möglichst nicht zu spät am Abend zu sich.

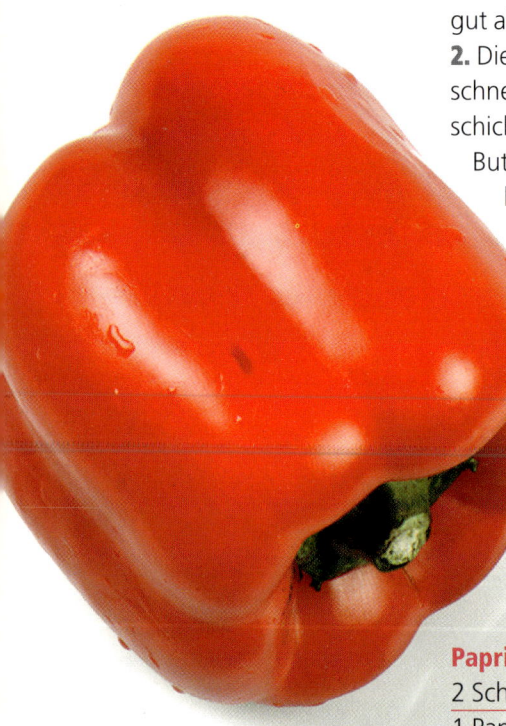

Paprika ist zugleich
Gemüse- und Gewürzpflanze.

Überbackener Kürbis

300 g festes Kürbisfleisch
1 Zwiebel
Butter
2 Scheiben Mehrkornbrot
2 EL geriebener Emmentaler
Käse, 45% Fett i.Tr.
Pfeffer

1. Das Kürbisfleisch in 1/2 cm dicke Scheiben schneiden. In leicht kochendem Salzwasser ca. 5 Minuten köcheln, dann gut abtropfen lassen.
2. Die Zwiebel in dünne Ringe schneiden und in einer beschichteten Pfanne mit etwas Butter goldgelb braten. Die beiden Scheiben Mehrkornbrot rösten.
3. Die Kürbisscheiben auf dem Brot verteilen. Gleichmäßig mit dem Käse bestreuen und kurz überbacken. Dann die Zwiebel darüber geben und mit Pfeffer übermahlen.

Paprikatoast

2 Scheiben Vollkorntoast
1 Paprikaschote
2 EL Doppelrahmfrischkäse
2 Scheiben Butterkäse,
60% Fett i.Tr.
Pfeffer

1. Die beiden Toastbrotscheiben rösten.
2. Die Paprika putzen, entkernen, waschen und fein würfeln.
3. Die geröstete Brotscheibe mit je 1 EL Doppelrahmfrischkäse bestreichen. Die Paprikawürfelchen gleichmäßig darauf verteilen. Die Butterkäsescheiben darüber legen und kurz überbacken. Vor dem Essen mit ein wenig Pfeffer übermahlen.

Tip: Zur Abwechslung können Sie sich einen Kräutertoast machen, indem Sie Schnittlauchröllchen statt der Paprikawürfel verwenden.

Nudel-Gemüse-Salat

80 g Vollkornnudeln
250 g gemischtes Gemüse,
z. B. Paprikaschote und Tomaten
4 EL Schütteldressing
(Seite 37)
50 g Hartkäse, 50% Fett i.Tr.

1. Die Vollkornnudeln nach Vorschrift in reichlich Salzwasser bissfest garen.
2. Das Gemüse putzen, waschen und in mundgerechte Stücke schneiden.
3. Abgetropfte Nudeln und rohes Gemüse vermischen. Mit dem Schütteldressing anmachen. Vor dem Essen mit dem geraspelten Käse bestreuen.

Folienkartoffeln mit Kräuter-Crème fraîche

2 mittelgroße Kartoffeln
(ca. 250 g)
2 EL Crème fraîche
jodiertes Salz
fein gehackte Kräuter

1. Die Kartoffeln waschen, trocken tupfen und in Alufolie gewickelt im vorgeheizten Backofen bei 225 °C etwa 45 Minuten garen.
2. Die Crème fraîche mit ein wenig Salz würzen und dann reichlich Kräuter unterrühren.
3. Die Kartoffeln oben kreuzweise einritzen und aufdrücken. Mit der Kräuter-Crème fraîche und 150 g mit 4 EL Schütteldressing angemachtem, gemischtem Blattsalat essen (Seite 37).

Gegrillte Maiskolben

2 frische Maiskolben
Butter
getrockneter Thymian und Rosmarin

1. Die Maiskolben von den Blättern und Fäden befreien. In reichlich Salzwasser ca. 15 Minuten garen.
2. Die abgetropften Maiskolben mit Butter bepinseln und mit Kräutern bestreuen. Locker in Alufolie einschlagen. Im vorge-

heizten Backofen bei 225 °C ca. 25 Minuten rösten.
Dazu schmeckt 1 Folienkartoffel, angemacht mit 1 EL Kräuter-Crème fraîche.

Reisfrikadellen mit Tomaten

80 g Naturreis
1 kleine Zwiebel
1 Eigelb
jodiertes Salz, Pfeffer
fein gehackte Petersilie
Butter
2 Tomaten

1. Den Reis in reichlich Salzwasser ganz weich kochen.
2. Die Zwiebel fein hacken. Zusammen mit dem Eigelb, den Gewürzen und der Petersilie unter den Reis mischen. Pikant abschmecken.
3. Aus der Masse kleine Frikadellen formen. In einer beschichteten Pfanne in etwas erhitzter Butter auf beiden Seiten goldbraun braten.
4. Die Tomaten halbieren und kurz mitbraten. Zu den Reisfrikadellen essen.

Tip: Sie können vor dem Servieren noch 1 bis 2 EL fein gehacktes rohes Gemüse unter die Reismasse mischen.

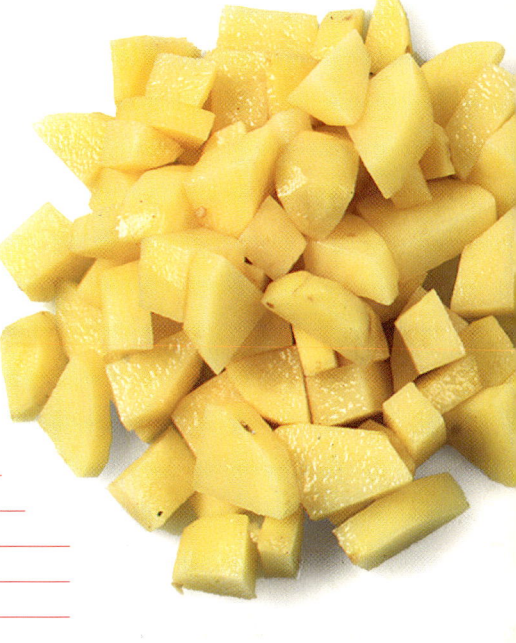

Kartoffeln *sind kalorienarm, Vitamin-C- und kaliumreich.*

Säen Sie Thymian und Rosmarin in Ihrem eigenen Gewürzkasten auf dem Fensterbrett an, dann können Sie sie immer ganz frisch verwenden.

Einkaufsliste für den Sommer

Diese Einkaufsliste enthält alle Nahrungsmittel, die Sie für die Lunchpakete und Abendsnacks des auf Seite 55 angegebenen Wochenplans benötigen. Die Zutaten für das Frühstück und die Desserts sind in dieser Einkaufsliste nicht berücksichtigt, da hier erfahrungsgemäß jeder nach seiner persönlichen Vorliebe auswählt.

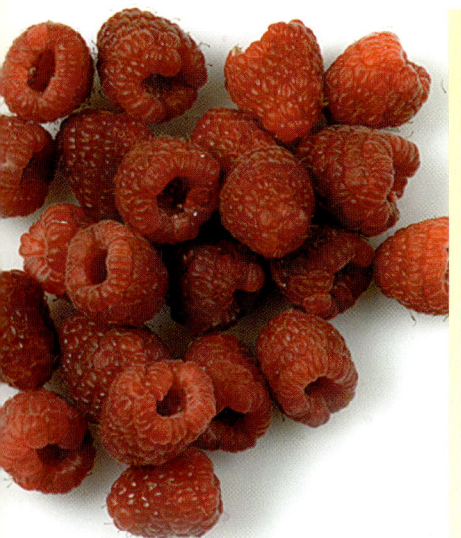

Himbeeren *haben einen Wassergehalt von 84,5 Gramm pro 100 Gramm Beeren.*

Milchprodukte und Käse

1 Becher Crème fraîche (150 g)

1 Becher Frischkäse (200 g)

1 Becher Magerquark (250 g)

1 Becher Naturjoghurt (150 g)

50 g geriebener Allgäuer Emmentaler, 45% Fett i.Tr.

50 g Butterkäse, 60% Fett i.Tr.

50 g Hartkäse, 50% Fett i.Tr.

125 g Mozzarellakügelchen, 45% Fett i.Tr.

50 g Schafskäse, 50% Fett i.Tr.

Gemüse, Obst und Kräuter

1 Kopf Eisbergsalat

1 Kopf Friséesalat

1 Kopf Radicchio

500 g Kartoffeln

125 g Kirschtomaten

300 g Kürbisfleisch

2 Maiskolben

1 Paprikaschote

1 Salatgurke

2 Tomaten

500 g gemischtes Gemüse

Dill, Petersilie, Schnittlauch, Minze, Rosmarin, Thymian, Basilikum

Obst und Schalenfrüchte

250 g Erdbeeren

250 g Himbeeren

250 g Honigmelone

Zitronen

saisonale Früchte in unbegrenzter Menge nach Wahl

Nüsse und Samen nach Wahl

Außerdem

100 g luftgetrockneter Schinken

Vollkorntoast

Vollkornnudeln

Vollkornreis

Als Vorrat im Haus

Butter

Eier

jodiertes Salz

Gewürze

gemahlener Zimt

Vanillemark

Blattgelatine

Olivenöl

Sherry- oder Balsamico-Essig

Schalotten und Zwiebeln

Milch

Orangensaft

Vom Sommer zum Herbst

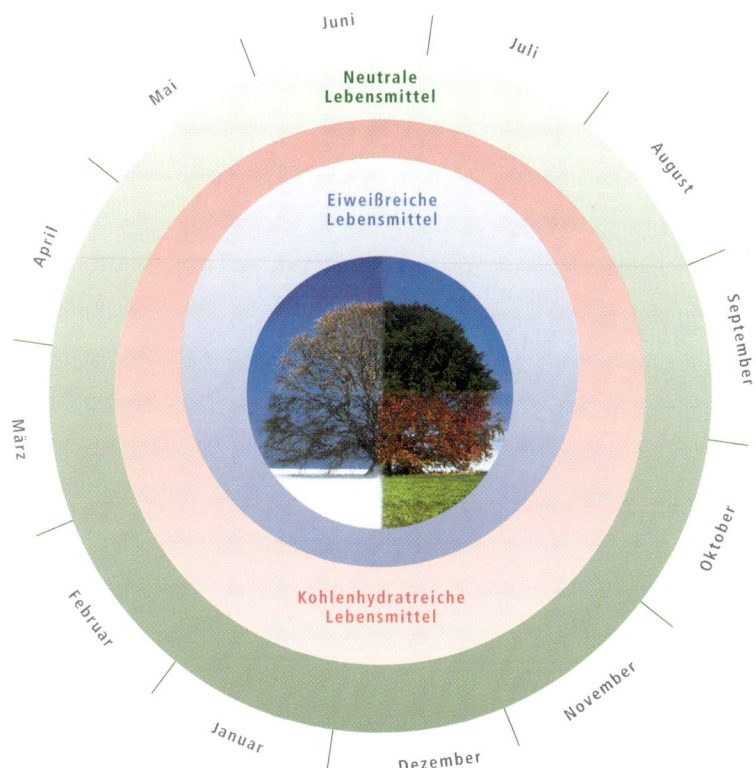

Wer sich einige Zeit bewusst ernährt, bekommt langsam wieder ein Gefühl dafür, welche Lebensmittel einem in den verschiedenen Jahreszeiten gut tun.

Wenn der Sommer geht und mit dem Herbst die kalte Jahreszeit beginnt, sollte man auch seine Ernährung umstellen: Wenn es heiß ist, verträgt der Körper am besten leichte, eiweißreiche Kost; in kalten Monaten benötigt der Stoffwechsel Nahrung, die ihm viel Energie liefert. Greifen Sie daher im Herbst und Winter vermehrt zu Kohlenhydraten.

Neutrale Lebensmittel sind das ganze Jahr über zu empfehlen, kombinieren Sie sie daher mit Eiweiß oder Kohlenhydraten.

Beachten Sie in jeder Jahreszeit die Trennkostregeln:
Kombinieren Sie rot mit grün und blau mit grün,
niemals jedoch rot mit blau!

Die Herbst-Trennkost

Die Natur bereitet sich jetzt auf die kalte Jahreszeit vor. Die Wachstumsperiode ist vorüber, die Lebenskräfte ziehen sich langsam zurück. Nur wenige Nahrungsmittel, wie z. B. der Rosenkohl, benötigen den ersten Frost, um ihren Geschmack voll zu entfalten. Obwohl die Sonne noch wärmt, ist es morgens schon ziemlich kühl, und mit dem Verschwinden der letzten Sonnenstrahlen freuen wir uns auf die geheizte Wohnung. Unser Stoffwechsel stellt sich um und arbeitet jetzt wieder langsamer. Tanken Sie noch einmal so richtig Vitamine, und schöpfen Sie das Angebot an Nahrungsmitteln aus, die es nur um diese Jahreszeit gibt. Nicht umsonst wird gerade jetzt Erntedank gefeiert. Nutzen Sie die goldenen Herbsttage für lange Spaziergänge, Fahrradtouren und Wanderungen.

Das Herbstangebot der Natur

Im Herbst stellt sich der Körper schon langsam auf die kalte Jahreszeit ein. Saisonale Ernährung unterstützt diese Umstellung.

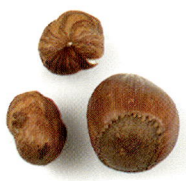

Haselnüsse *weisen viel ungesättigte Fettsäuren auf.*

Gemüse

Chinakohl	Maiskolben
Feldsalat	Meerrettich
Grünkohl	Rosenkohl
Karotten	Rote Bete
Kartoffeln	Rotkohl
Kürbis	Weißkohl
Lauch	Wirsing

Obst

Äpfel	Preiselbeeren
Birnen	Weintrauben
Brombeeren	Zwetschgen
Heidelbeeren	

Wochenplan für die Herbst-Trennkost

Frühstück	Lunchpakete (eiweißreich)	Abendsnacks (kohlenhydratreich)
1. Tag zur Auswahl	Forellenfilet mit Sahnemeerrettich (Seite 67)	Fächerkartoffeln mit Kräuterdip (Seite 69)
2. Tag zur Auswahl	Käse-Apfel-Salat mit Nüssen (Seite 67)	Wirsingrollen mit Reisfüllung (Seite 70)
3. Tag zur Auswahl	Feldsalat mit Ei und Speckwürfelchen (Seite 67)	Überbackene Polenta (Seite 70)
4. Tag zur Auswahl	Rote-Bete-Quark (Seite 68)	Käsenudeln (Seite 71)
5. Tag zur Auswahl	Geflügelsalat mit Weintrauben (Seite 68)	Kartoffel-Lauch-Suppe (Seite 72)
6. Tag zur Auswahl	Äpfel mit Nussquark (Seite 69)	Gemüsereis (Seite 71)
7. Tag zur Auswahl	Rosenkohlsalat mit Speckwürfelchen (Seite 68)	Kartoffelomelette (Seite 72)

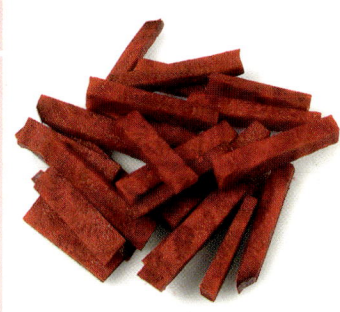

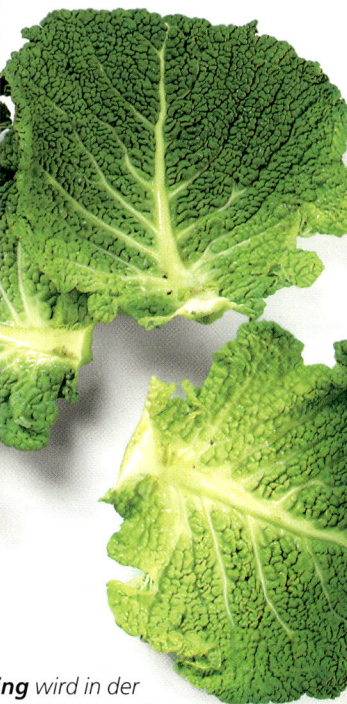

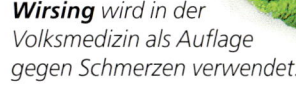

Wirsing wird in der Volksmedizin als Auflage gegen Schmerzen verwendet.

65

Frühstücksvorschläge im Herbst

Auch ein Apfel und eine Hand voll Weintrauben passen gut zu Käse.

Bananenmüsli

5 EL Haferflocken
1 EL gehackte Haselnüsse
1 reife Banane
Zitronensaft
1/8 l Milch

Haferflocken, Nüsse und die in Scheiben geschnittene und mit etwas Zitronensaft beträufelte Banane vermischen und Milch darüber gießen.

Nussbrot

1 Scheibe Mehrkornbrot
2 EL Doppelrahmfrischkäse
1 EL Honig
1 EL fein gemahlene Haselnüsse

Auf das geröstete Mehrkornbrot den mit Honig und Nüssen vermischten Frischkäse streichen.

Käsefrühstück

100 g fettarmer Käse, z. B. Butterkäse oder Camembert
1 Birne

Den in mundgerechte Stücke geschnittenen Käse und die halbierte, entkernte und in Spalten geschnittene Birne zusammen essen.

Apfelmüsli

1 Apfel
etwas Zitronensaft
1/2 Becher Magerquark (125 g)
etwas Milch
1 EL fein gehackte Haselnüsse

1. Den Apfel mit der Schale grob raspeln. Mit etwas Zitronensaft beträufeln.
2. Den Quark mit etwas Milch cremig rühren. Den geriebenen Apfel unterrühren. Mit den Nüssen bestreuen.

Bananen *gehören zu den energiereichsten Obstarten.*

Haferflocken *sind das am meisten gegessene Hafererzeugnis.*

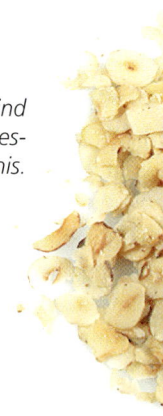

Lunchpakete im Herbst

Herbstliche Arbeitstage müssen nicht grau und trist sein. Bereiten Sie eines dieser Lunchpakete am Vorabend zu, und richten Sie es vor dem Essen auf einem Teller an.

Forellenfilets mit Sahnemeerrettich

2 geräucherte Forellenfilets (ca. 125 g)

1 EL Sahnemeerrettich

Die geräucherten Forellenfilets mit dem Sahnemeerrettich bestreichen.
Als Dessert: frische Früchte oder mit Früchten verrührter milder Naturjoghurt.

Käse-Apfel-Salat mit Nüssen

150 g fettarmer Käse, z. B. Edamer oder Butterkäse

1 Apfel mit roter Schale

4 EL Sahne

Pfeffer

1 EL fein gehackte Haselnüsse

1. Den Käse in feine Streifen schneiden. Den Apfel waschen, halbieren, entkernen und in Stifte schneiden.
2. Käsestreifen und Apfelstifte locker mit der Sahne vermischen. Mit wenig Pfeffer übermahlen und mit den Nüssen bestreuen.
Den zubereiteten Salat bis zum Essen kühl stellen.

Tip: Sie können den Apfel durch 1 Hand voll grüne oder blaue Weintrauben ersetzen.

Feldsalat mit Ei und Speckwürfelchen

125 g Feldsalat

50 g Frühstücksspeck

4 EL Sahne

jodiertes Salz, Pfeffer

1 hart gekochtes Ei

1. Den Feldsalat verlesen, putzen und gut abtropfen lassen.
Den Frühstücksspeck fein würfeln und in einer beschichteten Pfanne auslassen.
2. Die Sahne mit Salz und Pfeffer verrühren und den Feldsalat damit anmachen. Bis zum Essen kühl stellen.
3. Vor dem Essen den Salat mit den Speckwürfelchen und dem fein gehackten Ei bestreuen oder diese locker untermischen.

Tip: Den Salat können Sie auch mit gemischten Blattsalaten zubereiten.

Frische Forellenfilets schmecken besser als abgepackte Ware und sind meist auch nicht so stark gesalzen.

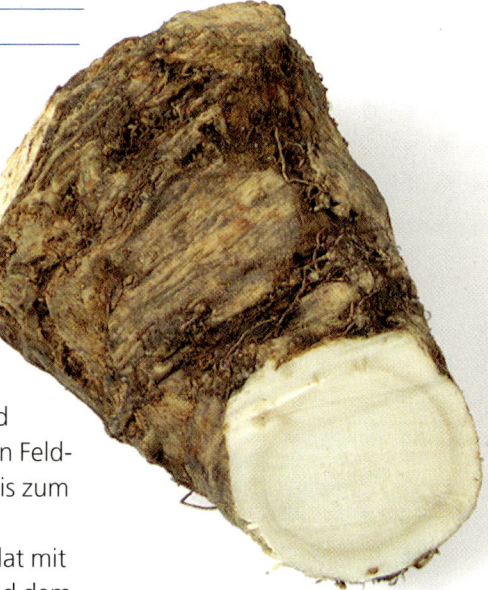

Meerrettich riecht stechend und schmeckt scharf und brennend.

Rote Bete zeigen ein besonders ausgewogenes Zucker-Säure-Verhältnis.

Versuchen Sie auch einmal Rote-Bete-Saft.

Rote-Bete-Quark

1 gekochte Rote Bete
1/2 Becher Magerquark (125 g)
etwas Sahne
jodiertes Salz, Pfeffer
Anissamen

1. Die Rote Bete schälen und fein würfeln.
2. Den Quark mit etwas Sahne cremig rühren. Mit wenig Salz, Pfeffer und Anissamen abschmecken. Danach die Rote Bete unterrühren. Bis zum Essen kühl stellen.
Als Dessert: frische Früchte.

Geflügelsalat mit Weintrauben

1/2 gegrilltes Hähnchen (fertig gekauft)
4 EL Sahne
jodiertes Salz, Currypulver
1 Hand voll Weintrauben

1. Vom Hähnchen die Haut entfernen und es dann in mundgerechte Stücke schneiden.
2. Die Sahne mit Salz und Currypulver abschmecken. Darin das Hähnchenfleisch über Nacht im Kühlschrank ziehen lassen. Bis zum Essen kühl stellen.
3. Vor dem Essen die halbierten Weintrauben untermischen und nachwürzen.

Tip: Die Weintrauben können Sie gut durch anderes Obst, z. B. Orangenfilets oder Mandarinenschnitzchen, ersetzen.

Rosenkohlsalat mit Speckwürfelchen

250 g kleine Rosenkohlröschen
50 g Frühstücksspeck
4 EL Sahne
jodiertes Salz, Pfeffer
Schnittlauchröllchen

1. Den Rosenkohl putzen und in reichlich Salzwasser bissfest garen. Gut abtropfen und abkühlen lassen. Dann die Röschen halbieren.
2. Den Speck fein würfeln und in einer beschichteten Pfanne auslassen.
3. Die Sahne mit wenig Salz, Pfeffer und reichlich Schnittlauchröllchen verrühren. Den Rosenkohl über Nacht darin im Kühlschrank ziehen lassen. Bis zum Essen kühl stellen.
4. Vor dem Essen mit den Speckwürfelchen bestreuen.
Als Dessert: frische Früchte.

Tip: Wenn es besonders schnell gehen soll, verwenden Sie einfach tiefgekühlten Rosenkohl.

Äpfel mit Nussquark

2 mürbe Äpfel mit roter Schale

Zitronensaft

1/2 Becher Magerquark (125 g)

etwas Sahne

1 EL fein gehackte Haselnüsse

1. Von den Äpfeln einen Deckel abschneiden und das Kerngehäuse herausbohren. Dann einen Teil des Apfelfleisches mit einem Grapefruitlöffel heraus- lösen und fein hacken. Mit etwas Zitronensaft beträufeln.

2. Den Quark mit etwas Sahne cremig rühren. Das fein gehackte Apfelfleisch und die Nüsse unterrühren.

3. Die Quarkcreme in die ausgehöhlten Äpfel füllen. Die Deckel darauf setzen. Dann die Äpfel in Alufolie einschlagen und bis zum Essen kühl stellen.

Achten Sie darauf, mürbe Äpfel zu kaufen, sonst dürfte Ihnen das Aushöhlen der Äpfel Schwierigkeiten bereiten.

Abendsnacks im Herbst

Womöglich haben Sie sich gerade durch den Herbststurm nach Hause gekämpft, dann können Sie sich auf einen von diesen hier vorgeschlagenen Abendsnacks freuen.

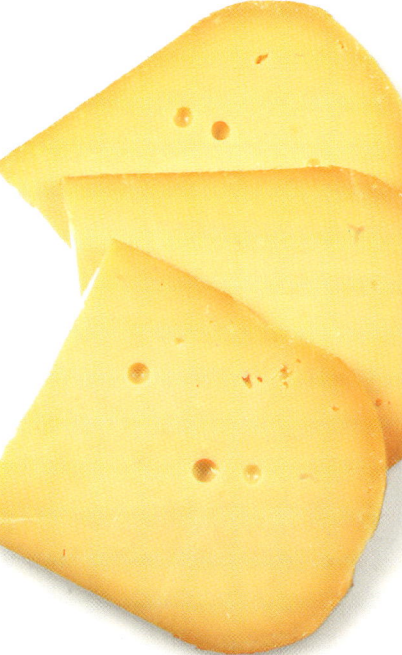

Fächerkartoffeln mit Kräuterdip

2-3 mehlig fest kochende Kartoffeln

zerlassene Butter

jodiertes Salz, Pfeffer

1 EL geriebener Gouda, 48% Fett i.Tr.

2 EL Doppelrahmfrischkäse

etwas Sahne

1 kleine Knoblauchzehe

fein gehackte Kräuter

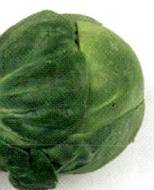

1. Die Kartoffeln waschen, schälen und fächerförmig einschneiden, aber nicht durchschnei- den. Mit etwas zerlassener Butter bepinseln. Nebeneinan- der in ein feuerfestes Förmchen setzen. Mit wenig Salz bestreu- en. Im vorgeheizten Backofen bei 250 °C ca. 20 Minuten backen. Dann mit Gouda bestreuen und 10 Minuten wei- terbacken.

2. Den Frischkäse mit etwas Sahne cremig rühren. Mit wenig Salz, Pfeffer, durchgepresstem Knoblauch und reichlich Kräu- tern abschmecken. Zu den Fächerkartoffeln essen. Dazu 150 g mit 4 EL Schüttel- dressing angemachte, gemisch- te Blattsalate essen (Seite 37).

Gouda *gibt es in verschiedenen Reifegra- den: jung, mittelalt und pikant.*

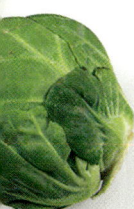

Rosenkohl ist reich an Vitamin C und K.

Wirsingrollen mit Reisfüllung

80 g Naturreis

4 schöne, große Wirsingblätter
(ersatzweise Mangoldblätter)

4 EL Sahne

4 EL fein gewürfelter Tilsiter,
45% Fett i.Tr.

jodiertes Salz, Pfeffer

Butter

1. Den Reis nach Vorschrift in reichlich Salzwasser bissfest garen.

2. Von den Wirsingblättern den harten Strunk herausschneiden und in reichlich Salzwasser kurz blanchieren. Auf Küchenkrepp gut abtropfen lassen.

3. Die Sahne und den Käse unter den Reis rühren. Mit wenig Salz und Pfeffer würzen. Jeweils 2 Wirsingblätter so zusammenlegen, dass sie sich überlappen, und mit der Hälfte des Reises füllen. Dann die Blätter aufrollen und zusammenstecken.

4. Die Wirsingrollen in etwas erhitzter Butter rundum ca. 15 Minuten braten.

Überbackene Polenta

1/4 l Gemüsebrühe

4 EL Maisgrieß

125 g Blattspinat

1 Schalotte

1 Knoblauchzehe

Butter

jodiertes Salz, Pfeffer

2 EL geriebener Allgäuer
Emmentaler, 45% Fett i.Tr.

1. Die Gemüsebrühe aufkochen, und den Maisgrieß einrieseln lassen. 30 Minuten köcheln lassen, dabei ab und zu umrühren, damit der Maisgrieß sich nicht am Topfboden festsetzt. Den fertig gekochten Mais in eine Auflaufform füllen, glatt streichen und abkühlen lassen.

2. Den Spinat sorgfältig verlesen und waschen. Die fein gewürfelte Schalotte und die fein gehackte Knoblauchzehe in ein wenig Butter kurz andünsten. Den Spinat hinzufügen und bei geringer Hitze mitdünsten, bis er zusammengefallen ist. Mit wenig Salz und Pfeffer würzen.

3. Den gedünsteten Spinat auf dem Maisgrieß verteilen. Dann den Käse gleichmäßig über den Auflauf streuen. Im vorgeheizten Backofen bei 200 °C ca. 15 Minuten überbacken.

Wildreis ist eigentlich kein Reis, sondern der Samen eines Wassergrases aus Nordamerika.

Mangold ist reich an Provitamin A.

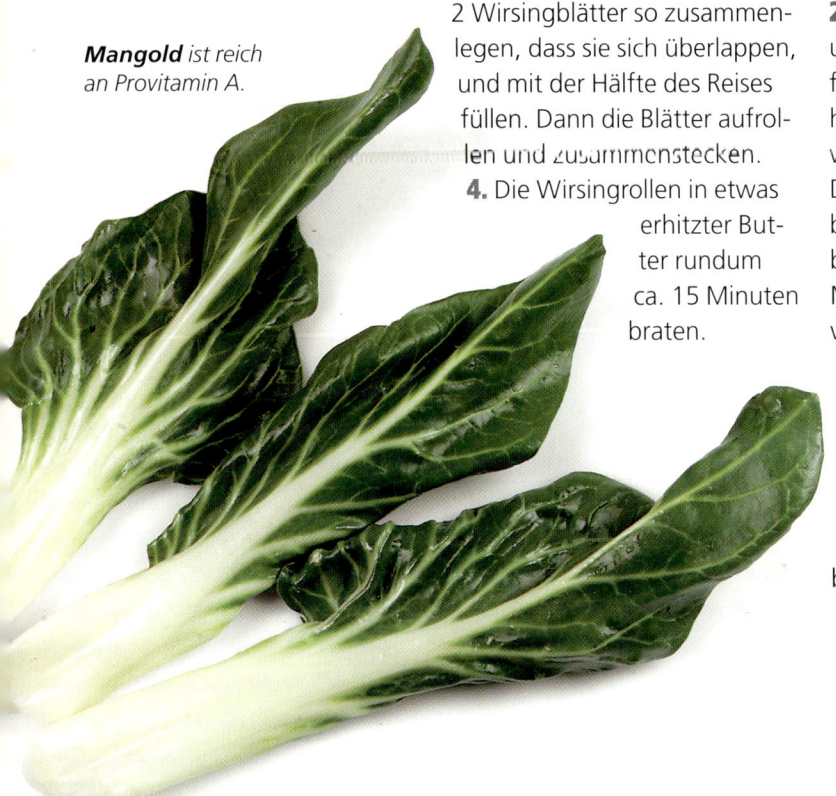

Käsenudeln

80 g Vollkornnudeln

1 Zwiebel

etwas Butter

2 EL geriebener Allgäuer
Emmentaler, 45% Fett i. Tr.

1. Die Vollkornnudeln nach Vorschrift in reichlich Salzwasser
bissfest garen.
2. Die Zwiebel in dünne Ringe
schneiden und in einer beschichteten Pfanne in ein wenig
Butter goldbraun rösten.
3. Die Nudeln abgießen und in
den Topf zurückgeben. Etwas
Butter hinzufügen, und die Nudeln darin schwenken. Den Käse unterrühren und zugedeckt
schmelzen lassen. Zuletzt die
gerösteten Zwiebelringe darüber streuen.
Dazu 150 g mit 4 EL Schütteldressing angemachte, gemischte Blattsalate essen (Seite 37).

Tip: Den Käse können Sie auch
schichtweise unter die Nudeln
geben. Für dieses Gericht eignen sich sehr gut Soja-, Dinkel-
oder Hirsenudeln.

Gemüsereis

80 g Naturreis

250 g gemischtes
Gemüse, z. B. Lauch
und Karotte

Butter

jodiertes Salz,
Pfeffer

2 EL geriebener Gouda,
48% Fett i. Tr.

1. Den Reis nach Vorschrift in
reichlich Salzwasser bissfest
garen.
2. Das Gemüse putzen,
waschen bzw. schälen.
In mundgerechte
Stücke schneiden
und in ein wenig
Butter ca.
10 Minuten
dünsten.
Mit wenig
Salz und
Pfeffer
würzen.
3. Das
Gemüse unter
den abgetropften Reis mischen.
Mit dem Käse bestreuen und
überbacken, bis der Käse
geschmolzen ist. Vor dem Essen
mit Pfeffer übermahlen.

Tip: Für dieses Gericht
können Sie tiefgekühl-
tes Gemüse ver-
wenden.

Mais enthält die Mineralstoffe Kalium, Phosphor
und Magnesium.

**Kaufen Sie Gemüse
immer möglichst frisch
ein, damit es noch reich
an Vitaminen und Mine-
ralstoffen ist.**

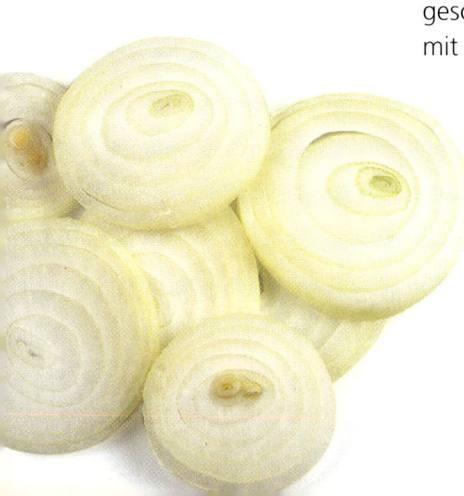

71

Gerade im Herbst ist
eine warme Suppe
ein ideales Gericht.

Kartoffelomelette

2 Kartoffeln

1 Zwiebel

Sonnenblumenöl

1 Eigelb

etwas Milch

jodiertes Salz, Pfeffer

1 EL geriebener Allgäuer
Emmentaler, 45 % Fett i.Tr.

Schnittlauchröllchen

1. Die Kartoffeln in der Schale
garen. Ausdämpfen lassen, pellen und in Scheiben schneiden.
Die Zwiebel fein hacken.
2. Kartoffelscheiben und Zwiebelwürfelchen in einer beschichteten Pfanne in ein wenig
erhitztem Öl goldgelb braten.
3. Das Eigelb mit Milch, wenig
Salz und Pfeffer ver-
quirlen. Den Käse
unterrühren, über
die Kartoffeln
gießen und
zugedeckt
stocken lassen.
Vor dem Essen
mit Schnittlauch-
röllchen bestreuen.
Dazu 150 g mit 4 EL Schütteldressing angemachte, gemischte Blattsalate essen (Seite 37).

Tip: Den Allgäuer Emmentaler
können Sie durch geriebenen
Schweizer Emmentaler oder
durch Gouda ersetzen.

Kartoffel-Lauch-Suppe

1 Stange Lauch

1 Karotte

250 g Kartoffeln

etwas Butter

3/8 l Gemüsebrühe

jodiertes Salz, Pfeffer

2 EL Sahne

1. Das Gemüse putzen und
schälen. Lauch und Karotte in
Ringe, Kartoffeln in Würfel
schneiden. Den Lauch in ein
wenig Butter kurz dünsten.
2. Lauch, Karotte und Kartoffeln mit der Brühe zugedeckt
ca. 30 Minuten köcheln lassen.
Mit der Sahne im Mixer pürieren. Dann noch einmal kurz erhitzen. Mit wenig Salz und Pfeffer abschmecken.
Vor dem Essen nach Belieben
mit etwas roher, fein gewürfelter Karotte bestreuen.

Tip: Eine besondere Note
erhält diese Suppe, wenn Sie
zusätzlich noch Petersilien-
wurzel, etwas Knollen-
sellerie oder ein paar
Zwiebelwürfel
mitkochen.

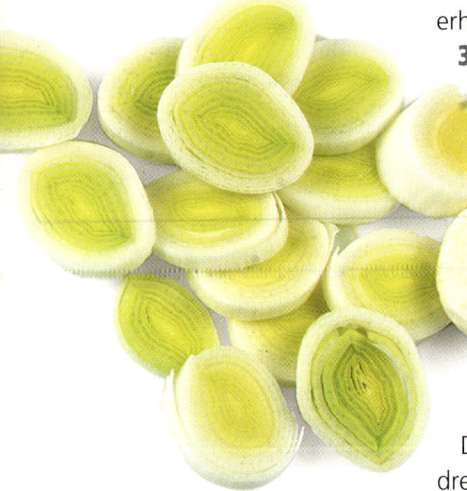

Lauch oder Porree besitzt
schwefelhaltige Stoffe, die
verdauungsfördernd wirken.

Einkaufsliste für den Herbst

Diese Einkaufsliste enthält alle Nahrungsmittel, die Sie für die Lunchpakete und Abendsnacks des auf Seite 65 angegebenen Wochenplans benötigen. Die Zutaten für das Frühstück und die Desserts sind in dieser Einkaufsliste nicht berücksichtigt, da hier erfahrungsgemäß jeder nach seiner persönlichen Vorliebe auswählt.

Milchprodukte und Käse

1 Becher Magerquark (250 g)
2 Becher Sahne (à 200 g)
100 g geriebener Allgäuer Emmentaler, 45% Fett i.Tr.
1 Eckchen Doppelrahmfrischkäse, 60% Fett i.Tr.
50 g geriebener Gouda, 48% Fett i.Tr.
50 g Tilsiter, 45% Fett i.Tr.
150 g fettarmer Käse nach Wahl

Gemüse und Kräuter

1 Kopf Eisbergsalat
1 Kopf Friséesalat
1 Kopf Radicchio
125 g Blattspinat
125 g Feldsalat
1 Karotte
1 kg Kartoffeln
1 Stange Lauch
250 g Rosenkohl
1 Rote Bete
Wirsingblätter
250 g gemischtes Gemüse
Dill, Petersilie, Schnittlauch, Curry, Knoblauch

Obst und Schalenfrüchte

3 Äpfel
125 g Weintrauben
Zitronen
saisonale Früchte in unbegrenzter Menge nach Wahl
Nüsse und Samen nach Wahl

Außerdem

2 geräucherte Forellenfilets (125 g)
100 g Frühstücksspeck
1/2 gegrilltes Huhn
Vollkornbrot
Vollkornnudeln
Vollkornreis

Als Vorrat im Haus

Butter
Eier
jodiertes Salz, Gewürze
Anissamen
Gemüsebrühe
Maisgrieß
Sonnenblumen-, Olivenöl
Rotweinessig
Schalotten und Zwiebeln
Sahnemeerrettich

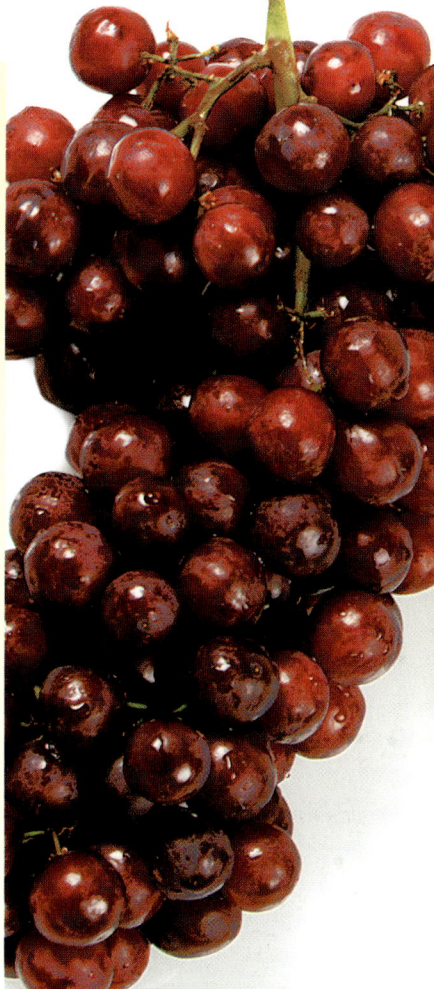

*Aus **Weintrauben** ohne Kerne gewinnt man Rosinen.*

***Emmentaler** gehört zu den sogenannten Hartkäsen.*

73

Die Winter-Trennkost

Die Natur befindet sich jetzt im Winterschlaf. Die Bäume sind kahl, Felder und Wiesen oft schneebedeckt. Lange Nächte und kurze Tage, an denen die Sonne, wenn sie denn scheint, nur spärlich wärmt. Jetzt benötigen wir kräftigendes, wärmendes Essen, um unserem Körper die Energie zu liefern, sich gegen die Kälte zu wappnen. Kohlenhydratreiche Gerichte sollten in der kalten Jahreszeit Ihren Speiseplan bestimmen. Gehen Sie mit Fett jedoch möglichst sparsam um. Jetzt ist die Gefahr am größten, sich unnötige Fettpolster zuzulegen. Wir haben im Winter nämlich nicht nur einen größeren Appetit, sondern bewegen uns in der Regel auch viel weniger als zu den anderen Jahreszeiten. Trinken Sie reichlich Früchtetee mit Zitronen- oder Orangensaft. Das stärkt die Abwehrkräfte. Und gehen Sie, auch wenn es Ihnen noch so schwer fällt, regelmäßig an die frische Luft.

Frisch aufgebrühter Früchtetee wärmt den Körper im Winter.

Das Winterangebot der Natur

Gemüse

Chicorée	Rote Bete
Fenchel	Rotkohl
Grünkohl	Schwarzwurzeln
Karotten	Topinambur
Kartoffeln	Weißkohl
Lauch	Wirsing
Pastinaken	Zuchtpilze
Rosenkohl	

Obst

Äpfel

Birnen

Dörrobst

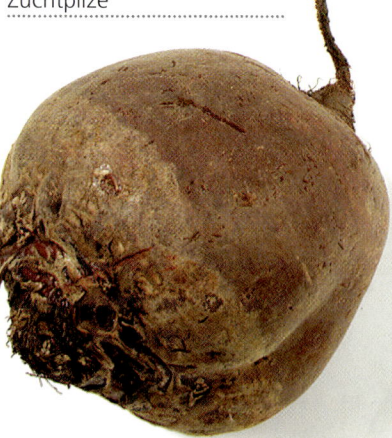

Rote Bete wird eine blutreinigende Wirkung nachgesagt.

Wochenplan für die Winter-Trennkost

Frühstück	Lunchpakete (eiweißreich)	Abendsnacks (kohlenhydratreich)
1. Tag zur Auswahl	Tatar (Seite 77)	Geröstete Pilze auf Vollkornbrot (Seite 79)
2. Tag zur Auswahl	Chicorée mit Frischkäsedip (Seite 77)	Nudeln mit Schwarzwurzeln und Karotte (Seite 80)
3. Tag zur Auswahl	Käsecarpaccio (Seite 77)	Petersilienkartoffeln mit Schwarzwurzeln (Seite 80)
4. Tag zur Auswahl	Fenchelsalat (Seite 78)	Blechkartoffeln mit Käse (Seite 81)
5. Tag zur Auswahl	Fischsalat mit Joghurt-Curry-Sauce (Seite 78)	Gebratener Reis mit Gemüse (Seite 81)
6. Tag zur Auswahl	Gemüsesalat mit Edelpilzkäse-Dressing (Seite 79)	Nudeln mit Käsesauce (Seite 82)
7. Tag zur Auswahl	Birnen-Nuss-Quark (Seite 78)	Rote-Bete-Suppe mit Knoblauch-Croûtons (Seite 82)

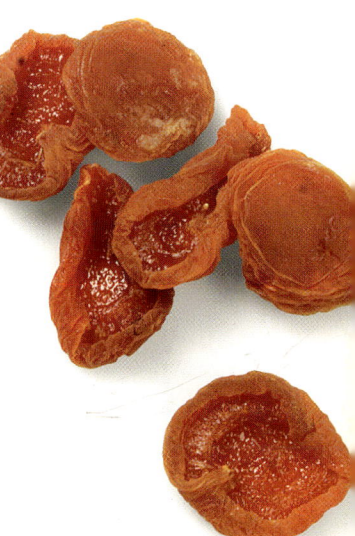

Chicorée kann roh verzehrt oder – um die Bitterstoffe zu mildern – auch gekocht genossen werden.

Frühstücksvorschläge im Winter

Selbst Frühstücks-muffel werden diese Frühstückssnacks lieben.

Eigentlich wollen Sie bei dieser Dunkelheit am liebsten überhaupt nicht aufstehen. Probieren Sie doch einfach zum Frühstück einen dieser Muntermacher, und Sie werden sehen, wie gut sich damit ein Wintertag beginnen lässt.

Bananenbrot

1 Scheibe Mehrkornbrot
2 EL Doppelrahmfrischkäse
1 kleine Banane
1 EL gehackte Haselnüsse

Dünne Bananenscheiben auf das mit Frischkäse bestrichene Mehrkorn-brot geben und Nüsse darüber streuen.

Dörrobstmüsli

50 g gemischtes Dörrobst
5 EL Haferflocken
1 EL gehackte Haselnüsse
1/8 l Milch

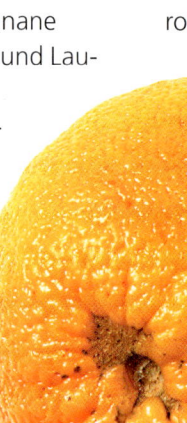

Haferflocken enthalten viele wertvolle Mineralstoffe.

Haferflocken, Nüsse und in Streifen geschnittenes Dörrobst vermischen und Milch darüber gießen.

Tip: Das Dörrobst können Sie durch eine kleine Banane ersetzen. Nach Lust und Lau-ne können Sie noch Gerste- oder Dinkel-flocken hinzu-fügen.

Orangenjoghurt

1 Orange
1 Becher milder Naturjoghurt (150 g)
1 EL gehackte Pistazien

Orangenfilets und den aufge-fangenen Orangensaft unter den Joghurt rühren und mit Pistazien bestreuen.

Käsefrühstück

1 kleiner Camembert (125 g), 30% Fett i.Tr.
Kümmelsamen
grob geschroteter Pfeffer
1 Karotte

Den in Scheiben geschnittenen Camembert mit den Gewürzen bestreuen und die Karotte dazu essen.

Tip: Sie können nach Belieben die Karotte durch ein anderes rohes Gemüse ersetzen.

Lunchpakete im Winter

Diese Mittagssnacks bieten für jeden etwas. Wählen Sie das Gericht, auf das Sie am meisten Appetit haben. Natürlich richtet sich die Auswahl auch danach, welche Zutaten Sie zu Hause haben.

Tatar

150 g Tatar
1 Schalotte
jodiertes Salz, Pfeffer
fein gehackte Petersilie
1 Eigelb

Das Tatar mit den fein geschnittenen Schalottenwürfeln, ein wenig Salz, Pfeffer und der gehackten Petersilie vermischen. Bis zum Essen kühl stellen. Das Eigelb wird erst kurz vor dem Essen untergerührt.
Als Dessert: frische Früchte oder mit Früchten verrührter milder Naturjoghurt.

Chicorée mit Frischkäsedip

2 Stauden Chicorée
1 Orange
1/2 Becher körniger Frischkäse (100 g)
Curry
50 g Butterkäse, 40% Fett i.Tr.

1. Den Chicorée in Blätter teilen und waschen. Gut trocken tupfen.
2. Die Orange schälen und filetieren, dabei den Saft auffangen.

3. Den Frischkäse mit dem Orangensaft und Curry abschmecken. Die Orangenfilets vorsichtig unterrühren. Bis zum Essen kühl stellen.
4. Den Käse in Streifen schneiden und vor dem Essen unter den Dip rühren.

Käsecarpaccio

150 g fettarmer Käse, z. B. Camembert oder Butterkäse
1 rotschaliger Apfel
1 EL Traubensaft
1 EL gehackte Haselnüsse

1. Den Käse in dünne Scheiben schneiden.
2. Den Apfel waschen, halbieren, entkernen und in Spalten schneiden. Mit dem Käse anrichten.
3. Vor dem Essen mit dem Traubensaft beträufeln und mit den Nüssen bestreuen.

Tip: Anstelle von Traubensaft können Sie etwas Portwein zum Beträufeln nehmen.

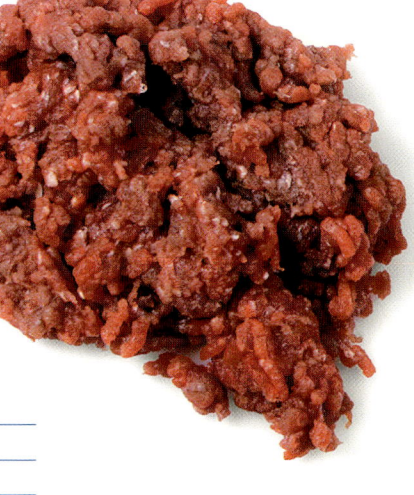

***Tatar** ist fein gehacktes oder geschabtes Rindfleisch, das roh gegessen wird.*

Verzichten Sie nach dem Abendessen auf ein Dessert, damit Ihr Magen vor dem Schlafengehen nicht zu sehr belastet wird.

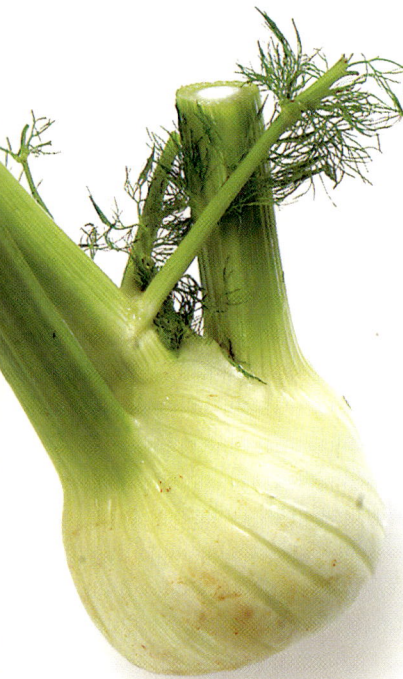

Fenchel wird als Tee gegen Blähungen und Husten verordnet.

An besonderen Tagen gönnen Sie sich ein wenig geräucherten Lachs zum Fenchelsalat.

Fenchelsalat

1 kleine Fenchelknolle
2 EL Schütteldressing (Seite 37)
1/2 Becher körniger Frischkäse (100 g)
etwas Zitronensaft
Curry

1. Die Fenchelknolle putzen und waschen. Das zarte Fenchelgrün fein hacken. Die Fenchelknolle in dünne Scheiben schneiden. Mit dem Fenchelgrün bestreuen und dem Dressing beträufeln. Zugedeckt über Nacht im Kühlschrank ziehen lassen.
2. Den Frischkäse mit Zitronensaft und Curry abschmecken. Alle Salatzutaten bis zum Essen kühl stellen.
3. Den Frischkäse vor dem Essen auf dem Fenchelsalat verteilen. Als Dessert: frische Früchte.

Birnen-Nuss-Quark

1 Birne
1/2 Becher Magerquark (125 g)
Zitronensaft
gemahlener Zimt
2 EL fein gehackte Walnüsse

Unter den mit etwas Zitronensaft und Zimt abgeschmeckten Quark die in Würfelchen geschnittene Birne und die Nüsse unterrühren und evtl. ein paar gedünstete Preiselbeeren hinzufügen.

Fischsalat mit Joghurt-Curry-Sauce

150 g Goldbarschfilet
Zitronensaft
100 g gemischte Blattsalate (Seite 37)
1 kleiner rotschaliger Apfel
1 Becher milder Naturjoghurt (150 g)
Zitronensaft
Curry
jodiertes Salz, Pfeffer

1. Das Fischfilet vorsichtig abwaschen. Mit etwas Zitronensaft beträufeln und in wenig Salzwasser ca. 10 Minuten pochieren. Herausnehmen, abtropfen lassen und in mundgerechte Stücke schneiden. Zugedeckt über Nacht in den Kühlschrank stellen.
2. Den Apfel waschen, halbieren, entkernen und blättrig schneiden.
3. Den Joghurt mit Zitronensaft, Curry, Salz und Pfeffer abschmecken.
4. Die Salatzutaten locker mit der Joghurt-Curry-Sauce vermischen. Bis zum Essen kühl stellen.

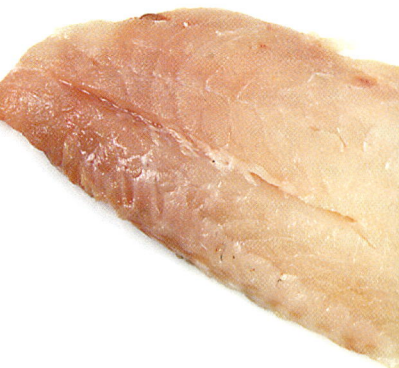

Gemüsesalat mit Edelpilzkäse-Dressing

2 Bund Suppengrün

etwas Butter

100 g Feldsalat

50 g Edelpilzkäse, 50% Fett i.Tr.

1 Becher milder Naturjoghurt (150 g)

Pfeffer

1. Das Suppengrün putzen und waschen bzw. schälen. Die Karotte und den Knollensellerie in Würfelchen, den Lauch in dünne Ringe schneiden. In einer beschichteten Pfanne in erhitzter Butter bissfest dünsten, dann abkühlen lassen.
2. Den Feldsalat putzen, waschen, gut abtropfen lassen.
3. Den Edelpilzkäse mit einer Gabel zerdrücken und unter den Joghurt rühren. Mit Pfeffer würzen. Das Gemüse mit dem Dressing vermischen. Bis zum Essen kühl stellen.
4. Das Gemüse auf dem Feldsalat anrichten.

Der Feldsalat wird auch Lämmersalat oder Rapunzel genannt.

Abendsnacks im Winter

Ein gemütlicher Winterabend liegt vor Ihnen. Hierfür bieten sich die hier vorgeschlagenen Abendsnacks vorzüglich an. Wählen Sie nach der Tagesvorgabe oder nach eigenem Gusto.

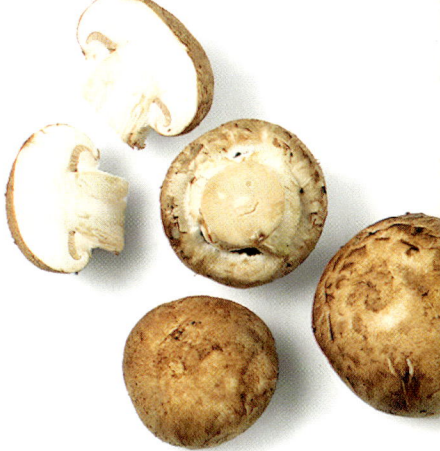

Geröstete Pilze auf Vollkornbrot

150 g Zuchtpilze, z. B. Egerlinge oder Shiitake-Pilze

1 Schalotte

1 Knoblauchzehe

etwas Butter

etwas Milch

1 Eigelb

jodiertes Salz, Pfeffer

fein gehackte Petersilie

2 Scheiben Vollkornbrot

1. Die Pilze säubern, halbieren oder vierteln. Die Schalotte und den Knoblauch fein hacken.
2. Schalotte und Knoblauch in einer beschichteten Pfanne in etwas erhitzter Butter kurz andünsten. Die Pilze hinzufügen und mitdünsten.
3. Das Eigelb mit Milch, ein wenig Salz und Pfeffer verquirlen. Zusammen mit der Petersilie zu den Pilzen geben. Vorsichtig vermischen und bei geringer Hitze stocken lassen.
4. Das Brot auf beiden Seiten in wenig Butter anrösten. Die Pilze darauf anrichten.
Dazu 100 g gemischte Blattsalate essen (Seite 37).

Pilze *haben einen Wassergehalt von ca. 90 Prozent.*

Goldbarsch *enthält Vitamin D und Vitamin B12.*

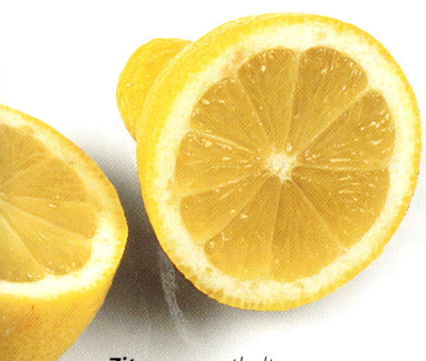

Zitronen enthalten die nach ihnen benannte Zitronensäure.

Die Schwarzwurzel galt einst als der Spargel des kleinen Mannes. Sie enthält viel Eisen.

Nudeln mit Schwarzwurzeln und Karotte

80 g Vollkornnudeln

250 g Schwarzwurzeln

1 Karotte

etwas Butter

4 EL Sahne

jodiertes Salz, Pfeffer

1 EL geriebener Allgäuer Emmentaler, 45 % Fett i.Tr.

1. Die Nudeln nach Vorschrift bissfest garen.
2. Die Schwarzwurzeln schälen und gleich in Essigwasser legen. Die Karotte ebenfalls schälen. Dann Schwarzwurzeln und Karotte in feine Streifen schneiden.
3. Die Schwarzwurzeln in Salzwasser ca. 10 Minuten garen. Abtropfen lassen und mit den Karottenstreifen in etwas erhitzter Butter ca. 5 Minuten dünsten. Die Sahne hinzufügen und mit wenig Salz und Pfeffer würzen.
4. Die abgetropften Nudeln untermischen. Vor dem Essen mit dem Käse bestreuen.

Tip: Zur Abwechslung können Sie gegarten Vollkornreis unter das Gemüse mischen. Wenn Sie einmal einen ganz neuen Geschmack kennen lernen wollen, mischen Sie in Salzwasser gekochte Speisehirse darunter.

Petersilienkartoffeln mit Schwarzwurzeln

250 g Kartoffeln

250 g Schwarzwurzeln

etwas Zitronensaft

30 g Butter

fein gehackte Petersilie

jodiertes Salz, Pfeffer

1. Die Kartoffeln schälen und in Salzwasser garen.
2. Die Schwarzwurzeln ebenfalls schälen. Sofort in Essigwasser legen. Danach (wie Spargel!) mit etwas Zitronensaft in Salzwasser 25 Minuten köcheln lassen.
3. Die Butter zerlassen. Die Kartoffeln mit etwas Butter bepinseln und mit Petersilie bestreuen. Die restliche Butter über die Schwarzwurzeln gießen. Mit Salz und Pfeffer würzen.

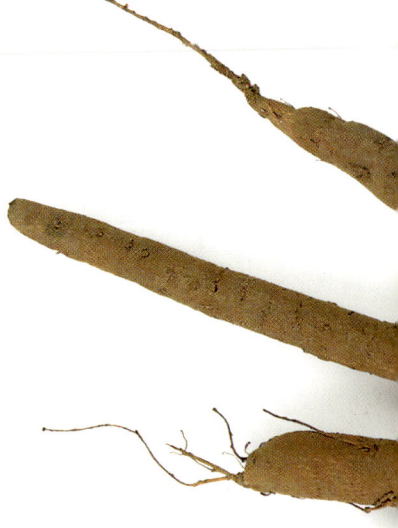

Blechkartoffeln mit Käse

250 g Kartoffeln

Sonnenblumenöl

2 EL geriebener Allgäuer
Emmentaler, 45% Fett i.Tr.

1. Die Kartoffeln waschen,
schälen und in 1/2 cm dicke
Scheiben schneiden.
2. Die Kartoffeln auf einem mit
Backpapier belegten Blech verteilen. Mit etwas Sonnen-
blumenöl beträufeln. Auf der
Mittelschiene im vorgeheizten
Backofen bei 200 °C m ca.
25 Minuten backen.
3. Kurz vor Ende der Backzeit
den Käse über die Kartoffeln
streuen und schmelzen lassen.
Dazu 100 g mit 2 bis 3 EL
Schütteldressing angemachte,
gemischte Blattsalate essen
(Seite 37).

Tip: Besonders fein schmecken
die Blechkartoffeln, wenn Sie
zuvor auf das Backblech etwas
Kümmelsamen geben und da-
nach über den geschmolzenen
Käse ein wenig Paprikapulver
streuen.

Gebratener Reis mit Gemüse

80 g Vollkornreis

4 große, schöne Wirsingblätter
(ersatzweise 150 g Blattspinat)

150 g Zuchtpilze, z. B. Champignons oder Austernpilze

1 kleine Zwiebel

1 Knoblauchzehe

etwas Butter

jodiertes Salz, Pfeffer

1. Den Reis nach Vorschrift bissfest garen.
2. Die Wirsingblätter waschen,
den harten Strunk heraus-
schneiden. Dann die Blätter in
nicht zu lange Streifen schneiden. Die Pilze säubern, putzen
und halbieren oder vierteln.
3. Die Zwiebel und den Knoblauch fein hacken. In einer
beschichteten Pfanne in
etwas erhitzter Butter
kurz andünsten. Wirsing
und Pilze hinzufügen
und das Ganze ca.
10 Minuten braten.
4. Den Reis abtropfen
lassen, in die Gemüse-
pfanne mit hineingeben
und kurz mitbraten. Mit
wenig Salz und Pfeffer würzen.

Tip: Wenn Sie anstelle von
Wirsingblättern Blattspinat
verwenden, achten Sie darauf,
den Spinat nicht zu lange zu
braten.

**Der Wirsing hat nicht
weniger als acht
verschiedene Namen,
beispielsweise Welsch-
kohl, Börsch, Herzkohl,
Savoyer oder Mailänder
Kohl.**

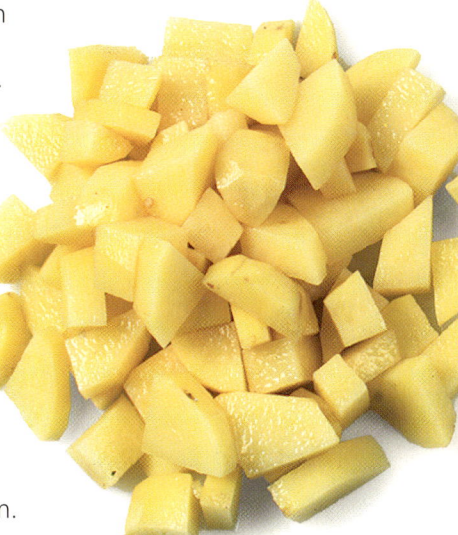

*Kartoffeln wurden in
Deutschland etwa ab dem
17. Jahrhundert angebaut.*

81

Nudeln mit Käsesauce

80 g Vollkornnudeln
50 g Edelpilzkäse, 50% Fett i.Tr.
6 EL Sahne
Pfeffer

Vollkornnudeln sind mit und ohne Ei im Handel erhältlich. Verwenden Sie für Ihre Trennkostrezepte nur Nudeln ohne Ei.

1. Die Nudeln nach Vorschrift bissfest garen.
2. Den Edelpilzkäse mit einer Gabel zerdrücken. Die Sahne erhitzen, den Käse hinzufügen und darin schmelzen lassen.
3. Die abgetropften Nudeln hinzufügen und kurz miterhitzen. Vor dem Essen mit Pfeffer übermahlen.
Dazu 150 g mit 4 EL Schüttel-Dressing angemachte, gemischte Blattsalate essen (Seite 37).

Tip: Den Edelpilzkäse können Sie durch einen anderen vollfetten Käse, z. B. Camembert mit grünem Pfeffer, ersetzen. Als Vollkornnudeln bieten sich auch Dinkel-, Soja- oder Hirsenudeln an.

Rote-Bete-Suppe mit Knoblauch-Croûtons

2-3 gekochte Rote Bete
3/8 l Gemüsebrühe
2 EL Sahne
jodiertes Salz, Pfeffer
2 Scheiben Vollkorntoast
1 Knoblauchzehe
etwas Butter

1. Die Rote Bete fein würfeln. Die Gemüsebrühe erhitzen. Die Rote Bete pürieren und die Brühe dazugeben. Die Sahne hinzufügen und noch einmal kurz erhitzen. Mit wenig Salz und Pfeffer würzen.
2. Das Toastbrot in Würfelchen schneiden. Den Knoblauch fein hacken und in einer beschichteten Pfanne in etwas erhitzter Butter kurz rösten. Dann die Brotwürfelchen hinzufügen und ebenfalls rundum goldgelb anrösten.
3. Vor dem Essen über die Rote-Bete-Suppe geben.

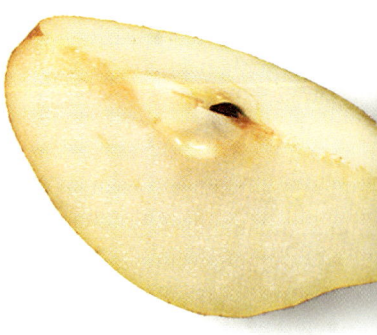

Birnen sind besond... säurearme Früchte.

Vollkornnudeln
enthalten viele
Ballaststoffe.

Einkaufsliste für den Winter

Diese Einkaufsliste enthält alle Nahrungsmittel, die Sie für die Lunchpakete und Abendsnacks des auf Seite 75 angegebenen Wochenplans benötigen. Die Zutaten für das Frühstück und die Desserts sind in dieser Einkaufsliste nicht berücksichtigt, da hier erfahrungsgemäß jeder nach seiner persönlichen Vorliebe auswählt.

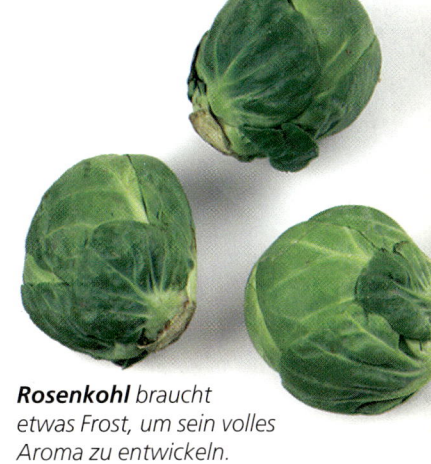

Rosenkohl braucht etwas Frost, um sein volles Aroma zu entwickeln.

Milchprodukte und Käse
1 Becher körniger Frischkäse (200 g)
1 Becher Magerquark (250 g)
2 Becher milder Naturjoghurt (à 150 g)
1 Becher Sahne (200 g)
50 g Allgäuer Emmentaler, 45% Fett i.Tr.
50 g Butterkäse, 40% Fett i.Tr.
100 g Edelpilzkäse, 50% Fett i.Tr.
150 g fettarmer Käse nach Wahl

Gemüse und Kräuter
1 Kopf Eisbergsalat
1 Kopf Friséesalat
1 Kopf Radicchio
2 Stauden Chicorée
100 g Feldsalat
1 Fenchelknolle
1 Karotte
500 g Kartoffeln
2-3 Rote Bete
500 g Schwarzwurzeln
2 Bund Suppengrün
Wirsingblätter

300 g Zuchtpilze
Dill, Curry, Zimt
Petersilie, Knoblauch
Schnittlauch

Obst und Schalenfrüchte
2 Äpfel
1 Birne
1 Orange
Zitronen
saisonale Früchte in unbegrenzter Menge
Nüsse und Samen nach Wahl

Außerdem
150 g Goldbarschfilet
100 g Tatar
Vollkornbrot
Vollkornnudeln
Vollkornreis

Als Vorrat im Haus
Butter, Eier
jodiertes Salz, Gewürze
Oliven-, Sonnenblumenöl
Rotweinessig
Schalotten
Gemüsebrühe
Traubensaft, Milch

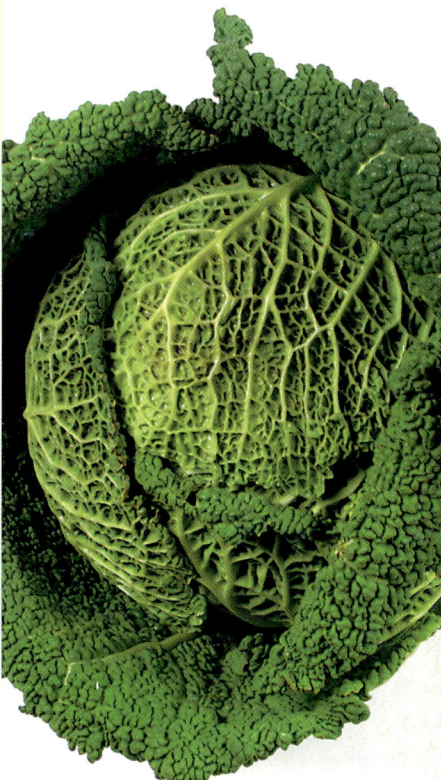

Wirsing unterscheidet sich von anderen Kohlarten durch seine dunkelgrünen, krausen Blätter.

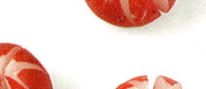
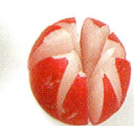

Saisondrinks

Frühlingsdrinks

Starten Sie fit in den Frühling mit diesen feinen Drinks!

Radieschenshake

einige Radieschen
3 EL fettarme Dickmilch
jodiertes Salz, Pfeffer
Schnittlauchröllchen
etwas Mineralwasser

Alle Angaben zu diesen Drinks beziehen sich jeweils auf ein Glas.

Radieschen gut waschen und teilen. Mit der Dickmilch, Salz und Pfeffer pürieren. Das Ganze in ein Longdrinkglas geben und mit kaltem Mineralwasser auffüllen. Schnittlauchröllchen darüber streuen. Gut umrühren.

Erdbeermilch

100 g reife, aromatische
Erdbeeren
etwas Zitronensaft
200 ml fettarme Milch

Die Erdbeeren waschen, entstielen und zerteilen. Zusammen mit etwas Zitronensaft pürieren. Das Erdbeermark in ein Longdrinkglas geben und mit der kalten, fettarmen Milch auffüllen. Gut umrühren.

Sommerdrinks

Lassen Sie sich von diesen fruchtig-frischen Sommerdrinks verführen!

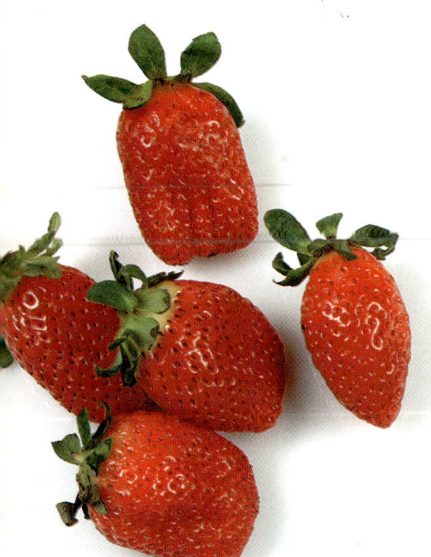

Himbeershake

2 EL Naturjoghurt
100 g frische, reife Himbeeren
etwas Zitronensaft
Mineralwasser

Den Joghurt mit Himbeeren und Zitronensaft pürieren. In ein Longdrinkglas geben, mit kaltem Mineralwasser auffüllen und gut umrühren.

Melonendrink

200 g Wassermelonenfleisch
50 ml Aprikosensaft
etwas Zitronensaft

Das Wassermelonenfleisch entkernen. Aprikosen- und Zitronensaft hinzufügen, alles pürieren. In ein Longdrinkglas füllen und eventuell mit Mineralwasser verlängern.

Rote Erdbeeren schmecken zuckersüß und sind zudem gesund.

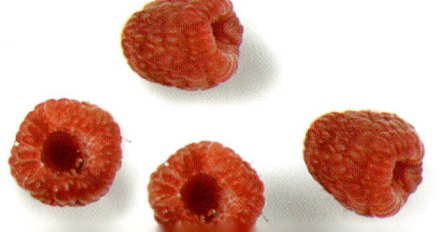

Herbstdrinks

Diese Drinks bewahren Sie vor der ersten Grippewelle.

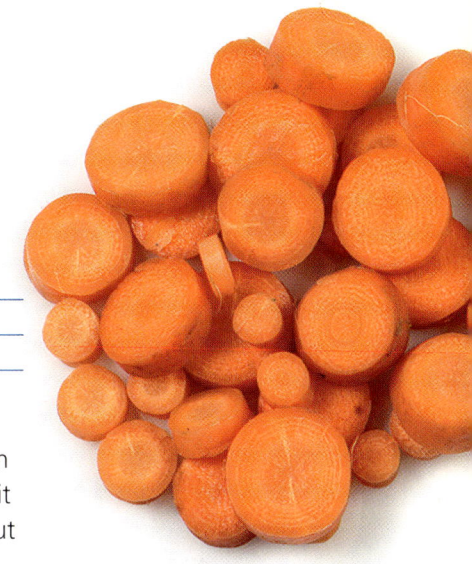

Sanddornmilch

1 EL Sanddornkonzentrat

200 ml fettarme Milch

Das Sanddornkonzentrat in ein Longdrinkglas geben. Mit der gekühlten, fettarmen Milch auffüllen und gut umrühren.

Tip: Anstelle von Sanddornkonzentrat können Sie auch beispielsweise Schlehenelixier verwenden.

Karottenkefir

200 g Karotten

fein gehackte Petersilie

100 ml Kefir

jodiertes Salz, Pfeffer

Die Karotten bürsten, waschen und möglichst fein raspeln. Mit der Petersilie und dem Kefir gut durchmixen. In ein Longdrinkglas füllen und mit wenig Salz und Pfeffer würzen. Gut umrühren.

Nur **neutrale Drinks** können sowohl zu **kohlenhydrat-** als auch zu **eiweißreichen** Snacks getrunken werden.

Winterdrinks

Gegen Lustlosigkeit und Müdigkeit im Winter sind diese Muntermacher zu empfehlen.

Vitamincocktail

1 rosafarbene Grapefruit

1 Orange

etwas Zitronensaft

Die Grapefruit und die Orange mit der Fruchtpresse auspressen. Die Säfte in ein Longdrinkglas geben, gut umrühren und mit etwas Zitronensaft abschmecken.

Apfelmix

150 ml fettarme Milch

50 ml Apfelsaft

gemahlener Zimt

Die gekühlte Milch und den gekühlten Apfelsaft zusammen in ein Longdrinkglas gießen. 1 Prise Zimt hinzufügen und gut umrühren.

Äpfel lassen sich lagern und sind daher Vitaminquelle auch im Winter.

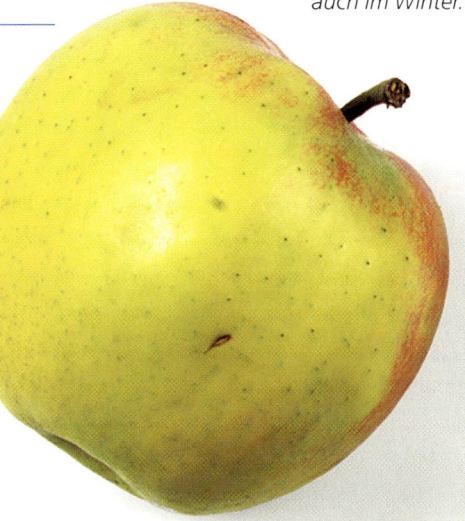

Wenn Gäste kommen

Gastlichkeit und Trennkost?

Sie möchten gerne Freunde zum Essen einladen und trotzdem aufs Trennen nicht verzichten? Sie werden sehen, das ist kein Problem, denn Gastlichkeit und Trennkost schließen sich nicht aus – im Gegenteil: Ihren Gästen wird es schmecken!

Auch mit Trennkost kann geschlemmt werden. Ihre Gäste werden gar nicht merken, dass Sie ein derart gesundes Menü auftischen.

Nachfolgend finden Sie Vorschläge für eiweißreiche bzw. kohlenhydratreiche Menüs, ganz auf die einzelnen Jahreszeiten abgestimmt: Feines für den Frühling, Erfrischendes für heiße Sommertage, Typisches für die Herbstmonate und natürlich Herzhaftes für die kalte Jahreszeit. Dabei werden die einzelnen Menüvorschläge je nach Saison mit appetitanregenden und erfrischenden Entrees eingeleitet. Die Menüvorschläge selbst umfassen jeweils zwei Gänge, entweder Vorspeise und Hauptgericht oder Hauptgericht und Dessert. Gleichzeitig erhalten Sie eine Menge »Extratips«, wie Sie ohne großen Aufwand Ihr Trennkostmenü für Ihre Gäste so variieren, dass es nicht mehr den Trennkostregeln entspricht. Auch für gemütliche Plauderstunden können Sie leckere, nach den Trennkostregeln gebackene Kuchen für Ihre Gäste zubereiten. Laden Sie ruhig öfter Gäste zum Schlemmen zu sich ein!

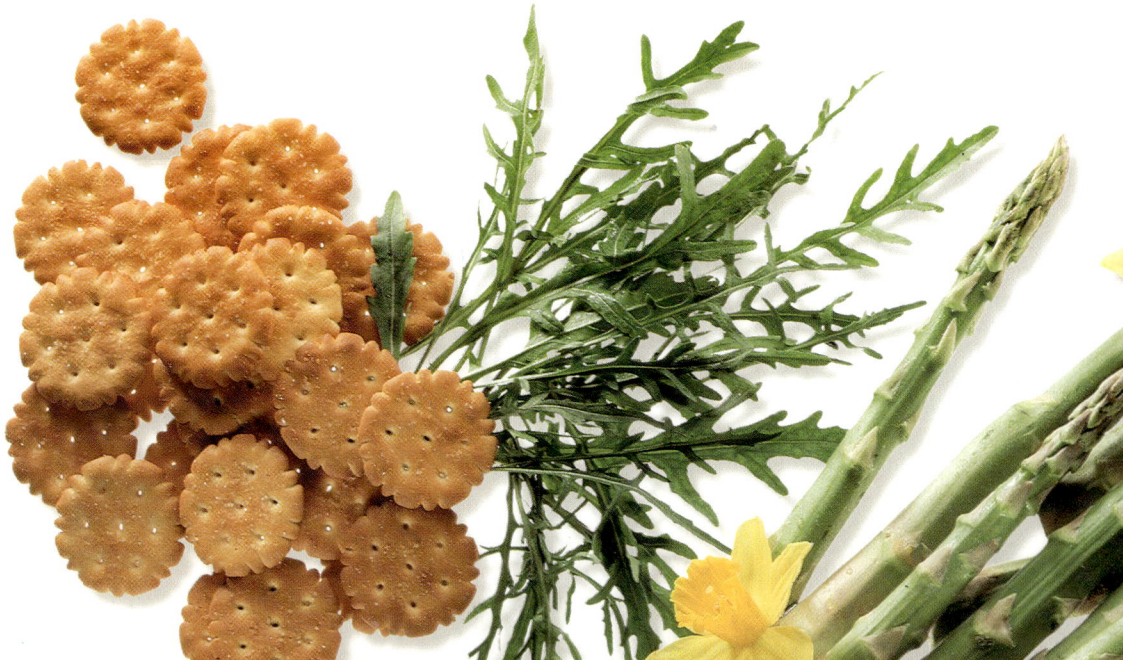

Feine Frühlingsgerichte

Probieren Sie zur Feier des Frühlings einmal folgende Menüvorschläge aus. Ob Ihre Gäste es überhaupt bemerken, nach
welchem Prinzip Sie das Menü zubereitet haben?

Entrees

Cracker mit Rucolacreme

Für 20 Stück:
1 Becher Doppelrahmfrischkäse,
60% Fett i.Tr. (200 g)
etwas Milch
jodiertes Salz, Pfeffer
1 Bund Rucola
20 Vollkorncracker

1. Den Frischkäse mit etwas
Milch geschmeidig rühren. Mit
wenig Salz und Pfeffer würzen.
2. Rucola verlesen, überbrausen
und gut trocken schleudern. In
ganz feine Streifen schneiden
und unter den Frischkäse
rühren. Jeweils einen großen
Klecks Rucolacreme auf die
Cracker geben.

Schinkenröllchen mit Spargel

Für vier Personen:
500 g grüner Spargel
Zitronensaft
1 Würfelzucker
150 g luftgetrockneter, geräucherter Schinken in hauchdünnen Scheiben

1. Den Spargel in reichlich Salzwasser mit etwas Zitronensaft
und dem Würfelzucker bissfest
garen. Gut abtropfen lassen.
2. Jeweils 2 bis 3 Spargelstan-
gen mit 1 bis 2 Schinkenscheiben umwickeln.

Tip: Die Röllchen mit Schnitt-
lauchstengeln zusammenbinden.

Die Entrees können
gut aus der Hand
gegessen werden.

87

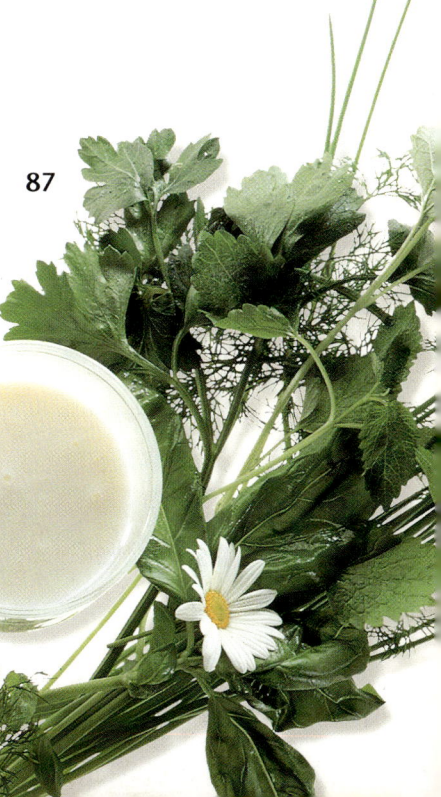

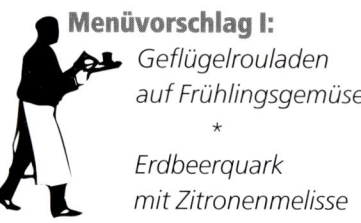

Menüvorschlag I:
*Geflügelrouladen
auf Frühlingsgemüse*

*

*Erdbeerquark
mit Zitronenmelisse*

Geflügelrouladen auf Frühlingsgemüse

Unter »Extratip«
finden Sie Menü-
ergänzungen für Ihre
Gäste, die nicht den
Hayschen Trennkost-
regeln entsprechen. Va-
riationen unter »Tip«
sind dagegen trenn-
kostgerecht.

Für vier Personen:

6 Geflügelbrüstchen ohne Haut

100 g pürierter Spinat

jodiertes Salz, Pfeffer

Sonnenblumenöl

600 g gemischtes
Frühlingsgemüse, z. B. Zuckerschoten, Spargel, Frühlingskarotten und Kohlrabi

0,2 l Sahne

50 g Kräuterbutter

1. Die Geflügelbrüstchen schon
beim Einkaufen zu Schnitzeln
schneiden lassen. Vier Geflügelschnitzel leicht klopfen und mit
wenig Salz und Pfeffer auf beiden Seiten würzen.

2. Die beiden restlichen Geflügelschnitzel in kleine Würfel
schneiden. Zusammen mit dem
Spinat und der Sahne im Mixer
oder mit dem Zauberstab ganz
fein pürieren. Es sollte eine ge-
schmeidige Creme entstehen.
Mit Salz und Pfeffer würzen.

3. Die Creme gleichmäßig auf
die Geflügelschnitzel streichen.
Die Schnitzel zusammenrollen
und mit Zahnstochern zusammenstecken. Rundum in wenig
erhitztem Öl anbraten. Den Bratensatz mit etwas Wasser ablöschen. Die Geflügelrouladen
im auf 150 °C vorgeheizten
Backofen ca. 15 Minuten zugedeckt garen.

4. Das Gemüse putzen,
waschen bzw. schälen und in
mundgerechte Stücke schneiden. Separat in wenig Salzwasser blanchieren und gut abtropfen lassen. Dann in Kräuterbutter schwenken.

5. Das Gemüse auf vier vorge-
wärmten Tellern verteilen.
Jeweils eine Geflügelroulade
daraufsetzen und mit etwas
Bratensaft überglänzen.

Extratip: Servieren Sie dazu
neue Kartöffelchen.

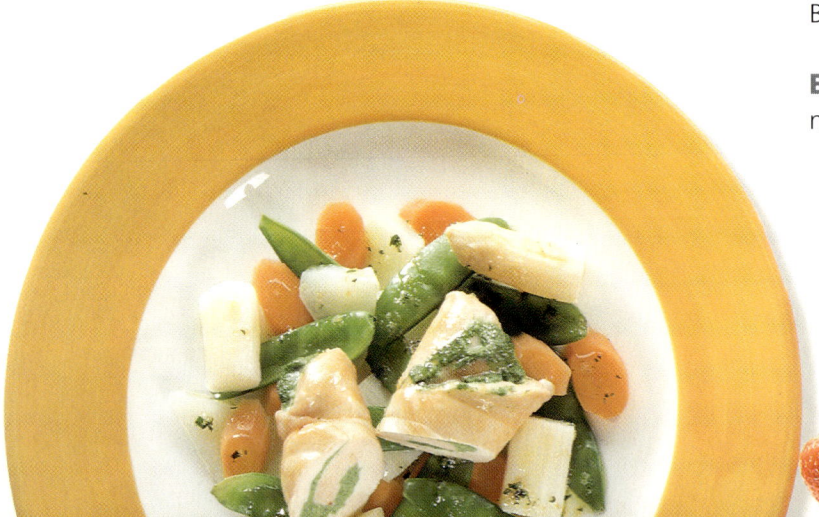

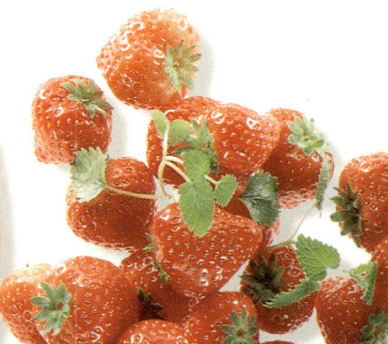

Erdbeerquark mit Zitronenmelisse

Für vier Personen:

500 g reife, aromatische Erdbeeren

500 g Magerquark

4 EL Crème fraîche

ein paar Stengel Zitronenmelisse

1. Die Erdbeeren waschen und putzen. Ein Drittel der Erdbeeren pürieren. Die restlichen Erdbeeren in Scheiben schneiden oder vierteln.

2. Den Quark mit der Crème fraîche verrühren. Das Erdbeerpüree unterrühren. Dann die Erdbeerscheiben oder Erdbeerstückchen locker unterheben.

3. Den Erdbeerquark in Schälchen anrichten. Mit Erdbeerscheiben und Zitronenmelisseblättchen garnieren.

Tip: Servieren Sie als Vorspeise zu diesem Menü mit Schütteldressing (Seite 37) angemachte, gemischte Blattsalate.

Menüvorschlag II:

Marinierter Spargel mit Wachteleiern

*

Schollenfilets mit Krabben in Dillsauce

Marinierter Spargel mit Wachteleiern

Für vier Personen:

je 400 g weißer und grüner Spargel

jodiertes Salz

2 Würfelzucker

etwas Zitronensaft

Schütteldressing (Seite 37)

fein gehackte Petersilie

8 gekochte Wachteleier

1. Den Spargel frisch anschneiden. Den weißen Spargel schälen. Weißen und grünen Spargel separat in Salzwasser mit je 1 Würfelzucker und etwas Zitronensaft bissfest garen. Gut abtropfen lassen.

2. Den Spargel auf vier Tellern verteilen. Mit je 1 bis 2 EL Schütteldressing marinieren. Vor dem Servieren mit gehackter Petersilie bestreuen und mit halbierten Wachteleiern garnieren.

Extratip: Servieren Sie Ihren Gästen dazu Stangenweißbrot oder Cocktailbrötchen.

Zitronenmelisse können Sie selbst in einem kleinen Topf kultivieren.

89

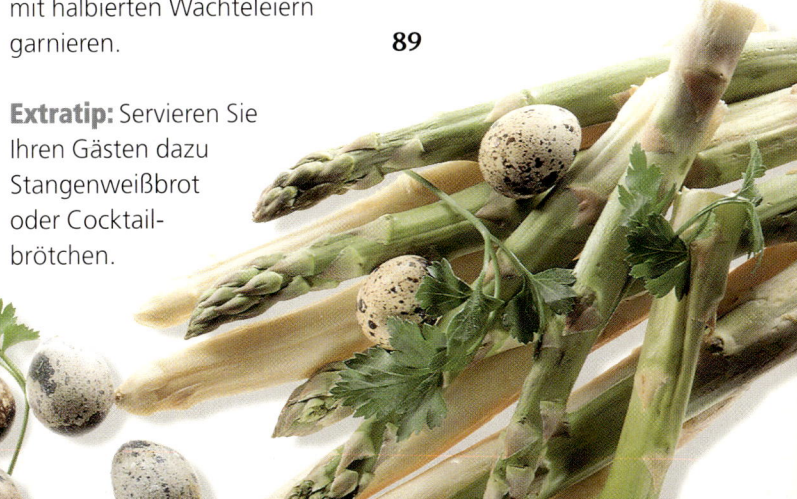

Schollenfilets mit Krabben in Dillsauce

Wenn Sie wenig Zeit haben, sind Sie mit diesem Menü gut beraten, denn es ist ganz schnell zubereitet.

Für vier Personen:
8 Schollenfilets
40 g Butter
trockener Weißwein
125 g Nordseekrabben
1 Becher Crème fraîche (150 g)
jodiertes Salz, weißer Pfeffer
Zitronensaft
fein gewiegter Dill

1. Die Schollenfilets kurz überbrausen. Mit Zitronensaft beträufeln, salzen und pfeffern. In der erhitzten Butter auf beiden Seiten braten. Herausnehmen und warm stellen.
2. Den Bratensatz mit einem Schuss trockenem Weißwein ablöschen. Die Krabben hinzufügen. Dann die Crème fraîche einrühren und kurz erhitzen.
3. Die Sauce mit wenig Salz, Pfeffer, Zitronensaft und frischem Dill würzen und abschmecken. Die Schollenfilets damit anrichten.

Extratip: Servieren Sie Ihren Gästen dazu Wildreis und als Dessert Erdbeerquark mit Zitronenmelisse.

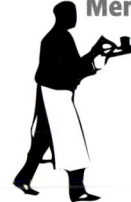

Menüvorschlag III:
Friséesalat mit rosa Linsen
*
Mangoldmaultaschen auf Kräuterschaum

Friséesalat mit rosa Linsen

Für vier Personen:
1 Kopf Friséesalat
80 g rosa Linsen
Schütteldressing
(Seite 37)

1. Den Friséesalat putzen, waschen, gut trocken schleudern und in mundgerechte Stücke zupfen.
2. Die rosa Linsen in Salzwasser ca. 20 Minuten garen. Gut abtropfen lassen. Dann mit 2 bis 3 EL Schütteldressing vermischen.
3. Den Friséesalat auf vier Tellern verteilen. Mit den rosa Linsen bestreuen. Gleichmäßig mit 1 bis 2 EL Schütteldressing beträufeln.

Extratip: Servieren Sie Ihren Gästen dazu ausgelassene Frühstücksspeckwürfelchen.

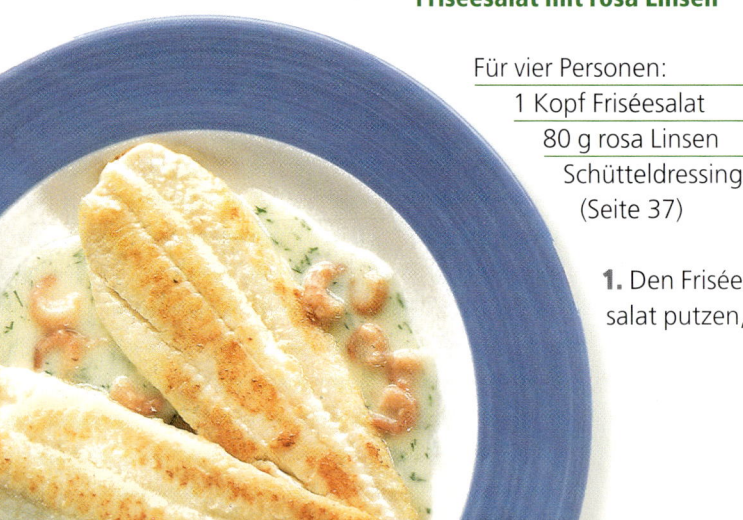

Mangoldmaultaschen auf Kräuterschaum

Für vier Personen:

Nudelteig:

je 100 g Roggen- und Weizenmehl

1 EL Olivenöl

2 Eigelb

Füllung:

300 g Mangold

50 g Butter

jodiertes Salz, Pfeffer

1 Knoblauchzehe

0,2 l Gemüsebrühe

1 Becher Crème fraîche (150 g)

fein gehackte Kräuter

1. Roggen- und Weizenmehl mit dem Öl und den Eigelb zu einem Nudelteig verkneten. Zugedeckt ca. 30 Minuten ruhen lassen.

2. Den Mangold putzen, waschen und in Salzwasser ganz weich kochen. Kalt abschrecken und gut abtropfen lassen. Die Mangoldstiele herausschneiden. Mangoldblätter und -stiele ganz fein hacken.

3. Die fein gehackten Mangoldblätter mit Salz, Pfeffer und durchgepresstem Knoblauch würzen. Den Nudelteig ausrollen und Kreise mit 8 cm Durchmesser ausstechen oder -radeln. Auf je eine Hälfte einen Klecks Mangoldfüllung geben. Die zweite Hälfte darüber schlagen. Die Ränder mit einer Gabel gut festdrücken. In leicht sprudelndem Salzwasser 5 bis 8 Minuten pochieren.

4. Die fein gehackten Mangoldstiele in der erhitzten Butter kurz andünsten. Mit der Gemüsebrühe auffüllen. Die Crème fraîche unterrühren. Mit Salz, Pfeffer und Kräutern würzen und abschmecken. Im Mixer fein pürieren. Nochmals kurz erhitzen.

5. Die Maultaschen auf dem Kräuterschaum anrichten.

Extratip: Auch dazu können Sie Ihren Gästen ausgelassene Frühstücksspeckwürfelchen servieren.

Dieses Menü bringt den besonders feinen Geschmack von Mangold gut zur Geltung.

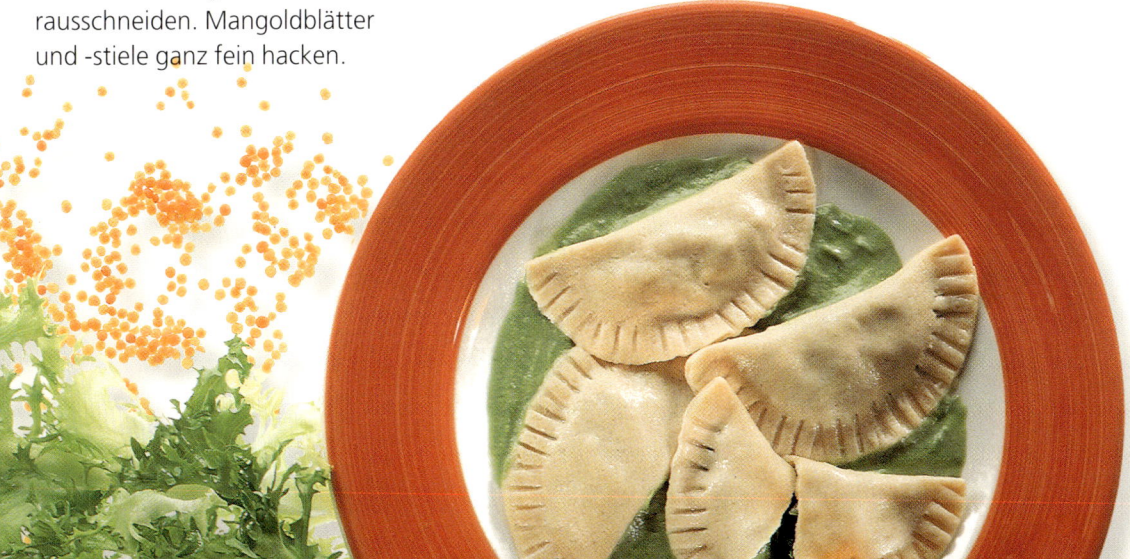

Leichte Sommergerichte

Wer hätte gedacht, dass Sommerpartys auch mit Trennkostmenüs gestaltet werden können? Machen Sie einmal den Versuch, und lassen Sie sich von den erfrischenden leichten Sommergerichten überzeugen.

Entrees

Melonenkugeln in Minzesauce

Für vier Personen:
2 reife Honigmelonen
einige Stengel Minze

Zur Abwechslung können Sie statt Kirschtomaten in Streifen geschnittene rote und grüne Paprikaschoten mit den Mozzarellakügelchen und Basilikumblättern auf Spießchen ziehen.

1. Die Melonen halbieren. Die Kerne mit einem Esslöffel herauskratzen.
2. Das Fruchtfleisch mit einem Kugelausstecher herauslösen. Kalt stellen. Das restliche Fruchtfleisch mit einem Esslöffel herauskratzen und im Mixer fein pürieren. Eventuell etwas trockenen Weißwein oder Mineralwasser hinzufügen.
3. Minzeblätter in feine Streifen schneiden und hinzufügen. Im Kühlschrank gut durchkühlen lassen.
4. Die Minzesauce auf vier Tellern verteilen und die Melonenkugeln darauf anrichten.

Tomaten-Mozzarella-Spießchen

Für vier Personen:
200 g Mozzarella-kügelchen
200 g Kirschtomaten
Basilikumblätter
jodiertes Salz, Pfeffer
Olivenöl
kleine Holzspießchen

1. Die Mozzarellakügelchen abtropfen lassen.
2. Die Kirschtomaten waschen und trocken tupfen.
3. Abwechselnd Mozzarellakügelchen, Kirschtomaten und Basilikumblätter auf Holzspießchen ziehen. Mit wenig Salz würzen und mit Pfeffer übermahlen.
4. Zuletzt mit Olivenöl beträufeln und bis zum Essen kühl stellen.

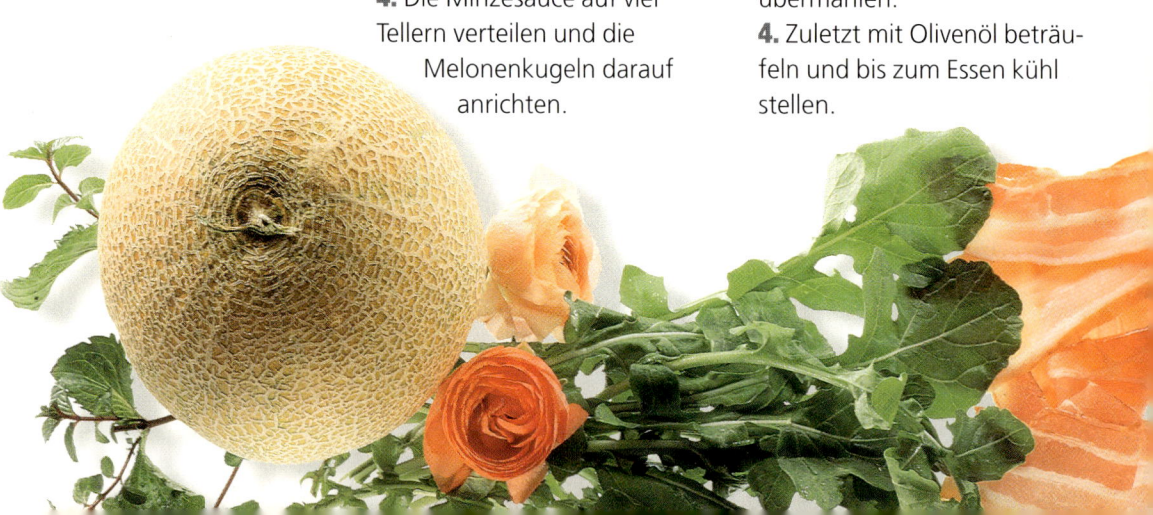

Paprikaschoten mit Quarkcreme

Für vier Personen:
2 große rote Paprikaschoten
100 g gekochter Schinken
1 Becher Magerquark (250 g)
jodiertes Salz, Pfeffer
Schnittlauchröllchen

1. Die Paprikaschoten waschen und der Länge nach halbieren. Die Trennwände vorsichtig entfernen, die Kerne unter fließendem Wasser herausspülen. Die Paprikahälften innen mit Küchenkrepp leicht trocken tupfen.
2. Den Schinken in feine Streifen schneiden und unter den Quark rühren. Mit wenig Salz, Pfeffer und Schnittlauchröllchen abschmecken. Die Quarkcreme in die Paprikahälften füllen. Mit Klarsichtfolie abgedeckt bis zum Servieren kühl stellen.

Tip: Statt Schnittlauchröllchen feine Streifen Rucola unter die Quarkcreme rühren.

Tomatenbruschetta

1 kleines Vollkornstangenbrot
Olivenöl, Rotweinessig
4 reife, feste Tomaten
jodiertes Salz, Pfeffer
einige Stengel Basilikum

1. Die Brotscheiben rösten und mit etwas Olivenöl beträufeln.
2. Tomatenscheiben auf den Broten verteilen, mit Rotweinessig beträufeln. Mit Salz und Pfeffer würzen und mit Basilikumblättchen garnieren.

Rucolasalat mit Speck

2 Bund Rucola
4 EL Schütteldressing (Seite 37)
100 g Frühstücksspeck

1. Den gewaschenen und in mundgerechte Stücke zerteilten Rucola auf vier Teller geben und mit Dressing beträufeln.
2. Den gewürfelten Speck in einer Pfanne auslassen und über den Salat streuen.

Alle Sommerentrees sind jeweils für vier Personen berechnet.

93

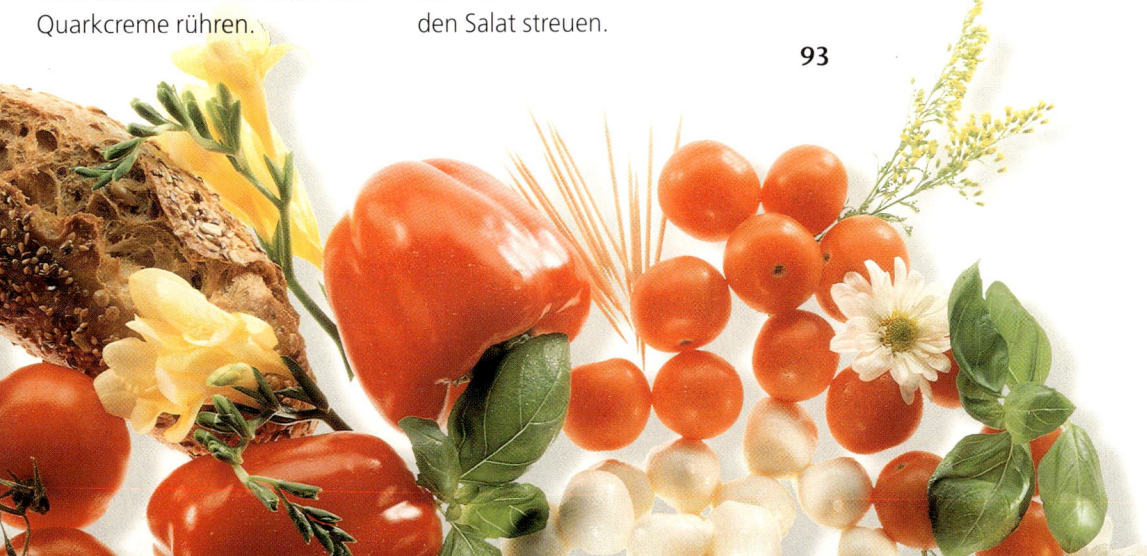

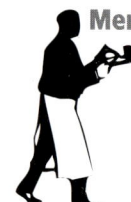

Menüvorschlag I:
*Zucchini-Tomaten-
Carpaccio mit Käsecreme*
*

Joghurt-Beeren-Cocktail

Zucchini-Tomaten-Carpaccio mit Käsecreme

Für vier Personen:

2 Zucchini

4 aromatische, schnittfeste Tomaten

Olivenöl

Saft von 1 Zitrone

jodiertes Salz, Pfeffer

100 g Weichkäse mit Blauschimmel, 70% Fett i.Tr.

100 g Crème fraîche

40 g geröstete Pinienkerne

einige Stengel Basilikum

1. Das Gemüse putzen, waschen und in dünne Scheiben schneiden. Abwechselnd fächerartig auf vier Tellern anrichten. Mit Olivenöl und Zitronensaft beträufeln. Dann mit wenig Salz und Pfeffer würzen.
2. Den Blauschimmelkäse mit einer Gabel zerdrücken. Mit der Crème fraîche ver-

Pinienkerne verleihen Gemüse- und Salatgerichten eine ganz besondere Note.

mischen. Jeweils einen großen Klecks in die Tellermitte geben. Mit Pinienkernen bestreuen und Basilikumblättchen garnieren.

Extratip: Servieren Sie Ihren Gästen dazu frisch geröstetes Bauernbrot.

Joghurt-Beeren-Cocktail

Für vier Personen:

500 g gemischtes Beerenobst, z. B. Erdbeeren, Himbeeren und Johannisbeeren

500 g milder Naturjoghurt

4 EL Honig

ein paar Stengel Minze

1. Das Beerenobst kurz überbrausen, gut abtropfen lassen und von den Rispen zupfen.
2. Den Joghurt in vier Suppenteller geben und das Beerenobst darauf verteilen.
3. Mit jeweils 1 EL Honig beträufeln und mit Minzeblättchen garnieren.

Extratip: Als leichtes Hauptgericht können Sie in der Folie gegartes Rotbarschfilet servieren.

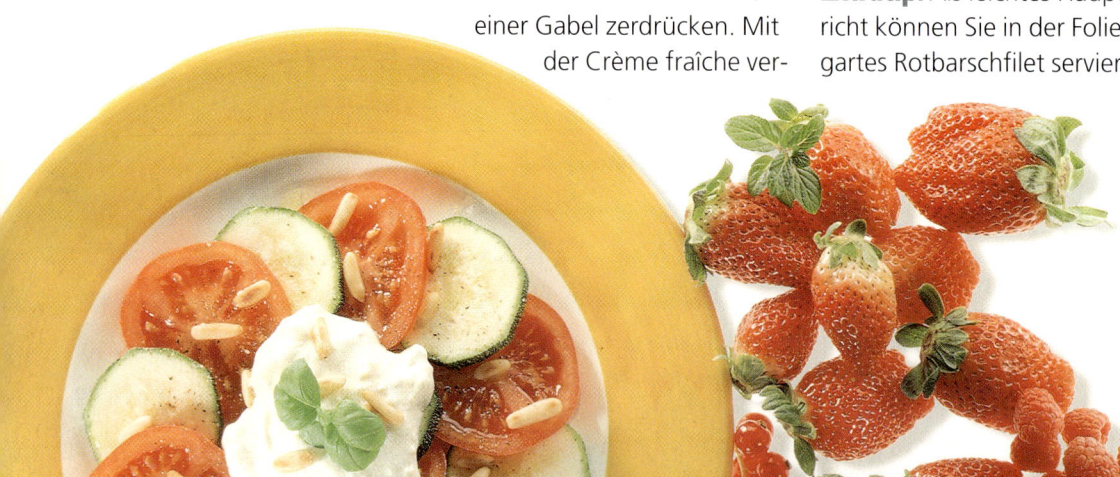

Menüvorschlag II:
Kalte Gemüsesuppe

*

*Bunter Salat mit
Geflügelstreifen*

Kalte Gemüsesuppe

Für vier Personen:

je 100 g rote, grüne und gelbe
Paprikaschotenwürfel

100 g gewürfeltes
Tomatenfleisch

100 g gewürfelte Salatgurke

1 fein gewürfelte Zwiebel

Sonnenblumenöl

2 EL Tomatenmark

0,6 l Gemüsebrühe

jodiertes Salz, Pfeffer

1 Knoblauchzehe

Balsamico-Essig

1. Ein Drittel der Gemüsewürfel
beiseite stellen. Die fein gewürfelte Zwiebel im erhitzten Öl andünsten. Die restlichen Gemüsewürfel und das Tomatenmark
hinzufügen und kurz mitdünsten. Dann mit der Gemüse-
brühe auffüllen und 10 Minuten köcheln lassen.
2. Mit Salz, Pfeffer und durchgepresstem Knoblauch würzen.

Die Gemüsesuppe im Mixer
pürieren und mit Balsamico-
Essig abschmecken. Bis zum
Essen kühl stellen.
3. Die erkaltete Suppe vor dem
Servieren mit den beiseite gestellten Gemüsewürfelchen bestreuen.

Extratip: Servieren Sie Ihren
Gästen die Suppe mit in Butter
gerösteten Brotwürfelchen.

Bunter Salat
mit Geflügelstreifen

Für 4 Personen:

1 Kopfsalat

1 kleine Salatgurke

4 kleine schnittfeste Tomaten

1 Bund Radieschen

Schütteldressing (Seite 37)

Schnittlauchröllchen

2 Putenschnitzel

Sonnenblumenöl

jodiertes Salz, Pfeffer

Anstelle von Puten-
schnitzel können auch
Hähnchenschnitzel
verwendet werden.

95

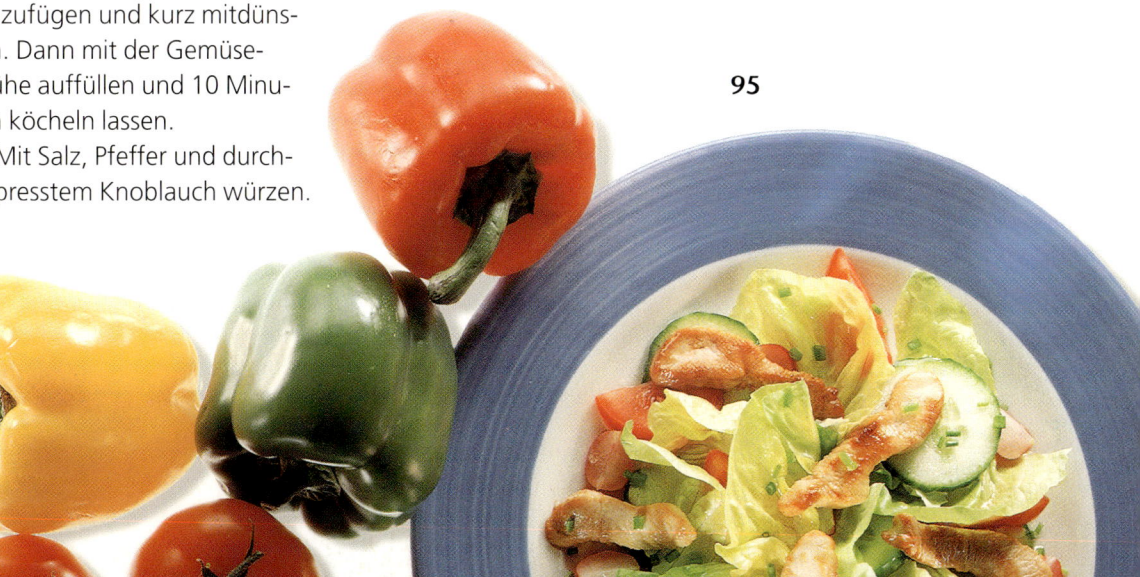

1. Den Kopfsalat putzen und waschen. Dann trocken schleudern und in mundgerechte Stücke zupfen.

2. Die Gurke schälen und in Scheiben schneiden. Die Tomaten waschen und achteln. Die Radieschen ebenfalls waschen, vom Strunk befreien und halbieren oder vierteln.

3. Alle Salatzutaten locker vermischen und mit 8 bis 10 EL Schütteldressing beträufeln. Mit den Schnittlauchröllchen bestreuen.

4. Die Putenschnitzel in feine Streifen schneiden. In etwas erhitztem Öl rundum kurz braten. Mit wenig Salz und Pfeffer würzen. Dann vorsichtig unter den Salat mischen.

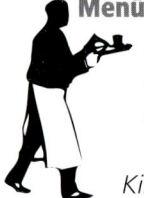

Menüvorschlag III:

*Rotbarschfilet in
Folie gegart mit
Ratatouille-Gemüse*

*

Kirschkaltschale

**Ratatouille war
ursprünglich ein
Resteessen der armen
Leute in Frankreich.**

Rotbarschfilet in Folie gegart mit Ratatouille-Gemüse

Für vier Personen:
4 Scheiben Rotbarschfilet (ca. 600 g)
Saft von 1 Zitrone
jodiertes Salz, Pfeffer
einige Stengel Petersilie
Sonnenblumenöl
je 100 g rote, grüne und gelbe Paprikaschotenwürfel
100 g gewürfelte Zucchini

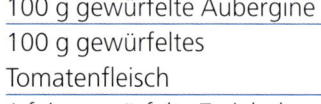

100 g gewürfelte Aubergine
100 g gewürfeltes Tomatenfleisch
1 fein gewürfelte Zwiebel
2 EL Tomatenmark
0,3 l Gemüsebrühe
1 Knoblauchzehe
Thymian und Rosmarin

1. Das Rotbarschfilet kurz überbrausen und trocken tupfen. Mit Zitronensaft beträufeln und mit Salz

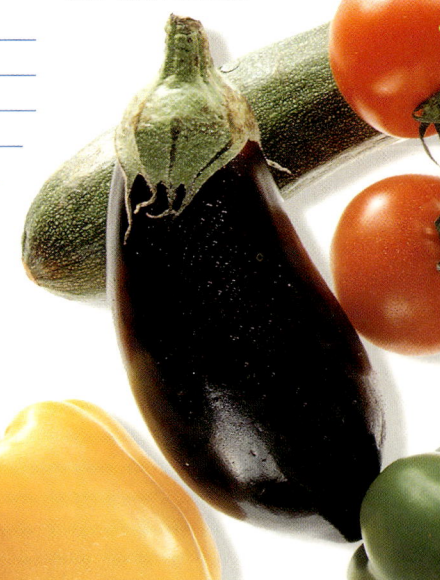

und Pfeffer würzen. Vier entsprechend große Stücke Alufolie mit Öl bepinseln. Jeweils ein Fischfilet mit ein paar Stengeln Petersilie darin einschlagen. Die Enden doppelt falten. Im vorgeheizten Backofen bei 220 °C ca. 20 Minuten garen.

2. Die fein gewürfelte Zwiebel in erhitztem Öl kurz andünsten. Die Paprikaschoten-, Zucchini- und Auberginenwürfelchen hinzufügen und mitdünsten. Das Tomatenmark unterrühren. Mit der Brühe auffüllen. Zugedeckt ca. 10 Minuten köcheln lassen.

3. Das Gemüse mit Salz, Pfeffer, durchgepresstem Knoblauch, Thymian und Rosmarin würzen, abschmecken und dann die Tomatenwürfelchen hinzufügen.

4. Den Fisch in der Folie mit dem Gemüse servieren.

Extratip: Servieren Sie Ihren Gästen dazu Stangenweißbrot.

Kirschkaltschale

Für 4 Personen:

600 g reife, süße Kirschen
1/2 l Mineralwasser
Zitronensaft

1. Die Kirschen entsteinen. Die Hälfte beiseite stellen.

2. Die restlichen Kirschen mit etwas Mineralwasser pürieren. Nach und nach so viel Mineralwasser hinzufügen, bis die Kaltschale eine sämige Konsistenz hat. Mit etwas Zitronensaft abschmecken.

3. Vor dem Servieren die zuvor beiseite gestellten Kirschen hinzufügen.

Die Römer sollen einst die Süßkirschenarten nach Germanien gebracht haben.

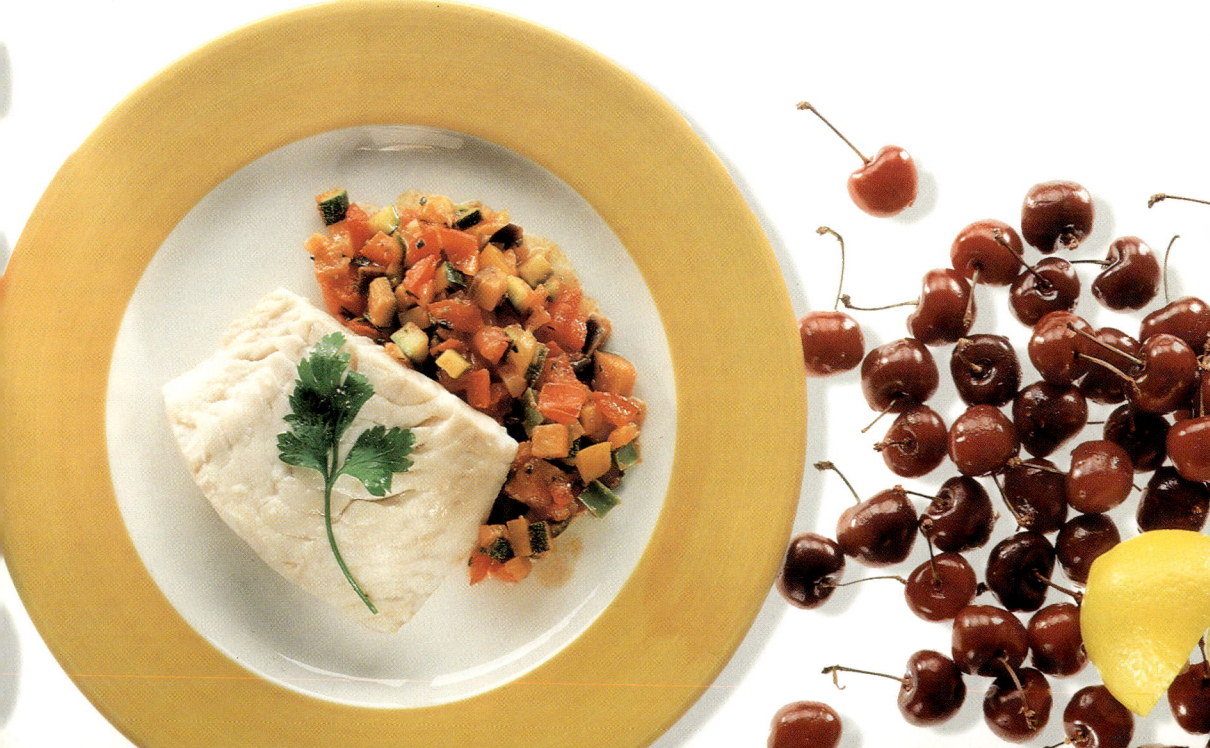

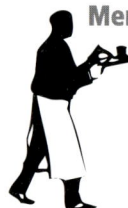

Menüvorschlag IV:
*Mozzarella-Terrine auf
Tomaten-Vinaigrette*

*

*Vollkornnudeln mit
Gemüsesauce*

Mozzarella-Terrine
auf Tomaten-Vinaigrette

Für 4 Personen:

400 g Mozzarella, 45% Fett i.Tr.
100 g rote Paprikawürfelchen
1 fein gewürfelte Peperoni
150 g Doppelrahmfrischkäse, 60% Fett i.Tr.
jodiertes Salz, Pfeffer
2 Tomaten
1 EL Balsamico-Essig
3 EL Olivenöl
einige Stengel Basilikum

Gästen, die nicht trennen wollen, servieren Sie Stangenweißbrot zur Mozzarella-Terrine.

1. Eine kleine Terrinenform mit Klarsichtfolie auslegen.
2. Den Mozzarella in 1 cm dicke Scheiben schneiden. Auf beiden Seiten mit wenig Salz und Pfeffer würzen.
3. Paprika- und Peperoniwürfelchen unter den Frischkäse

98

mischen. Kräftig abschmecken. Wichtig: auf eine feste Konsistenz achten.
4. Ein Drittel der Mozzarellascheiben in die Terrinenform legen. Die Hälfte der Frischkäsecreme gleichmäßig darauf verstreichen. So immer fortfahren, zuletzt mit einer Lage Mozzarellascheiben abschließen.
5. Die Terrine mit Folie abdecken. 2 bis 3 Stunden im Kühlschrank durchziehen lassen.
6. Die Tomaten häuten, halbieren und entkernen. Das Fruchtfleisch in feine Würfelchen schneiden.
7. Den Balsamico-Essig mit Öl, Salz und Pfeffer verrühren. Zuletzt fein geschnittenes Basilikum und die Tomatenwürfelchen unterrühren.
8. Die Terrinenform kurz in heißes Wasser tauchen und kopfüber stürzen. Ein Messer mit dünner Klinge in heißes Wasser tauchen, und die Mozzarella-Terrine in nicht zu dünne Scheiben schneiden. Mit der Tomaten-Vinaigrette und Basilikumblättchen auf vier Tellern anrichten.

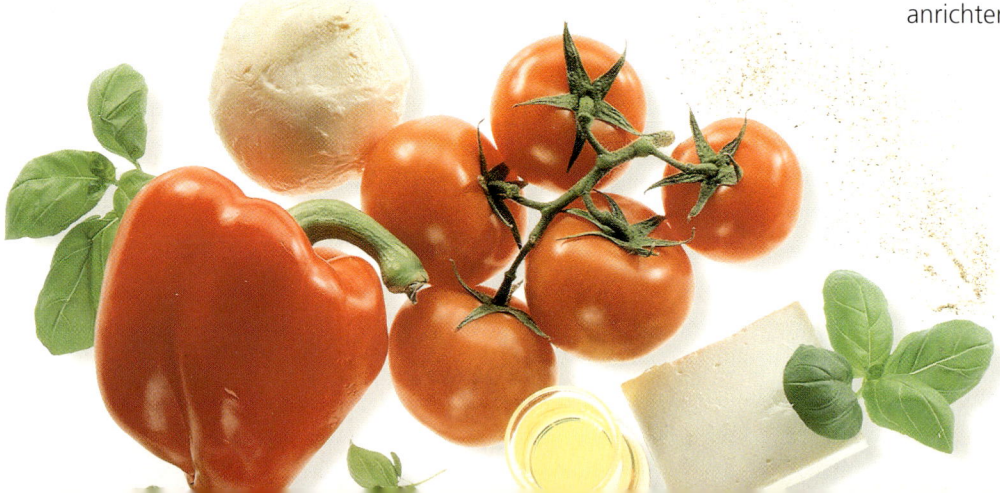

Vollkornnudeln mit Gemüsesauce

Für vier Personen:
350 g Vollkornnudeln
1 große rote Paprikaschote
2 Karotten
2 Zucchini
200 g Zuckerschoten
2 Frühlingszwiebeln
500 g aromatische, reife Tomaten
2 EL Butter
4 EL Olivenöl
jodiertes Salz, Pfeffer
Schnittlauchröllchen
100 g geriebener Gouda, 48% Fett i.Tr.

1. Die Nudeln nach Vorschrift bissfest garen.
2. Das Gemüse putzen und waschen. Die Paprikaschote, Karotten und Zucchini in schmale Streifen schneiden. Die Zuckerschoten halbieren oder dritteln. Die Frühlingszwiebeln in schräge Ringe schneiden. Die Tomaten häuten, halbieren und entkernen. Das Fruchtfleisch fein würfeln.
3. Die Butter und das Olivenöl zusammen erhitzen. Paprika- und Karottenstreifen hinzufügen und ca. 8 Minuten darin dünsten. Dann Zucchini, Zuckerschoten und Frühlingszwiebeln dazugeben und alles 5 Minuten weiterdünsten. Zuletzt die Tomaten hinzufügen und kurz miterhitzen.
4. Das Gemüse mit wenig Salz, Pfeffer und Schnittlauchröllchen würzen und abschmecken.
5. Die Nudeln abtropfen lassen. Die Gemüsesauce dazu reichen. Vor dem Essen mit dem geriebenen Käse bestreuen.

Extratip: Bieten Sie Ihren Gästen dazu mit Schütteldressing angemachte und mit Speckwürfelchen überstreute Blattsalate an.

Mischen Sie ruhig verschiedene Nudelsorten. Achten Sie dabei aber auf die jeweiligen Garzeiten.

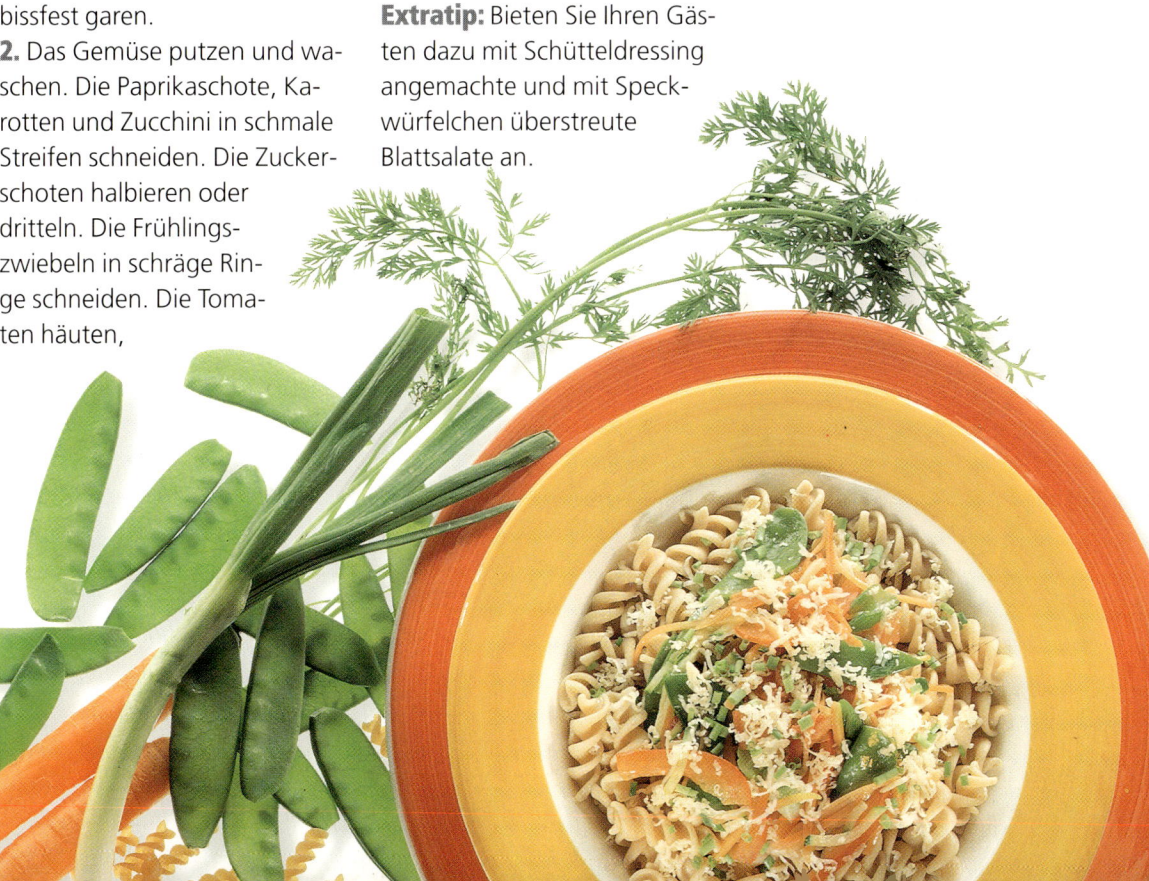

Typische Herbstgerichte

Im Herbst stellt sich der Körper langsam auf die kältere Jahreszeit um, und Sie sollten zunehmend mehr Kohlenhydrate essen. An sonnigen Tagen bevorzugen Sie wahrscheinlich eine leichte Kost. Wählen Sie aus diesen Gästemenüs das passende aus.

Entrees

Käsekanapees

Als Dörrobst bieten sich beispielsweise Aprikosen, Birnen oder Pflaumen an.

Für vier Personen:
8 Scheiben Kastenvollkornbrot
etwas Butter
100 g Camembert,
60% Fett i.Tr.
100 g Edelpilzkäse,
50% Fett i.Tr.
100 g Doppelrahmfrischkäse,
60% Fett i.Tr.
Schnittlauchröllchen
gehackte Nüsse
in feine Streifen geschnittenes
Dörrobst

1. Die Brotscheiben mit Butter bestreichen. Dann jeweils zweimal diagonal durchschneiden, so dass kleine Dreiecke entstehen. Mit Camembert und Edelpilzkäse belegen bzw. mit dem Frischkäse bestreichen.
2. Die Camembertdreiecke mit Schnittlauchröllchen, die Edelpilzkäsedreiecke mit gehackten Nüssen und die Frischkäsedreiecke mit Dörrobststreifen bestreuen.

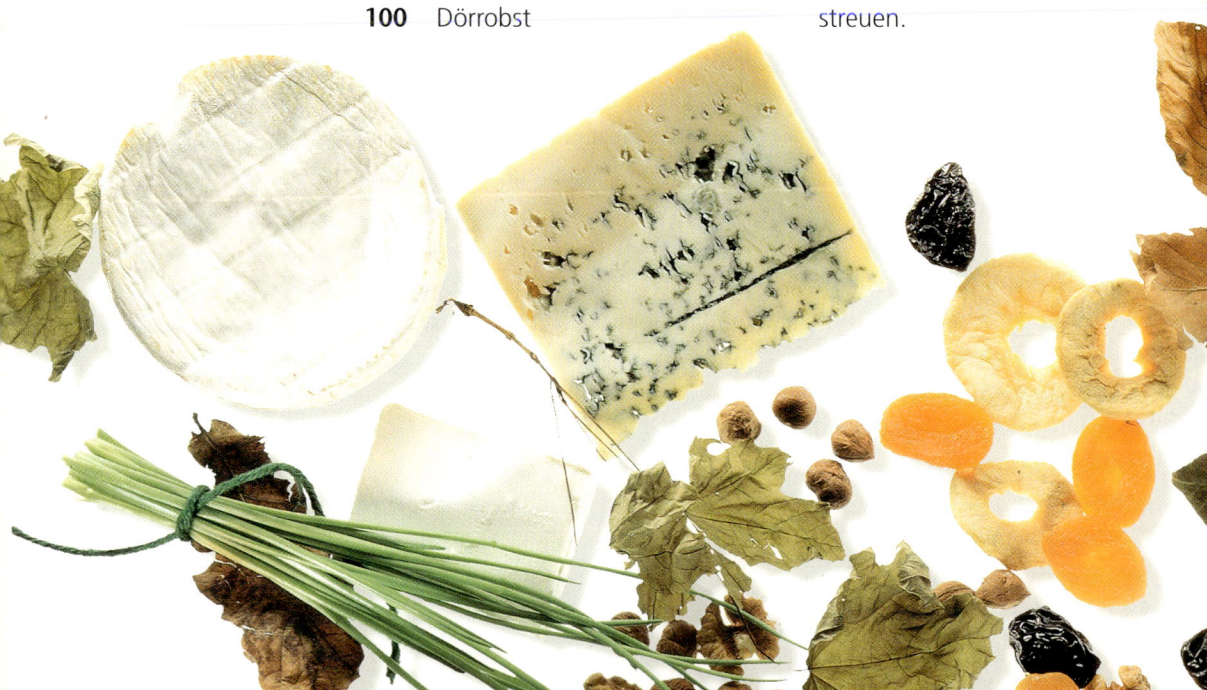

Birnenspalten mit Blauschimmelkäse

Für vier Personen:

4 rotschalige Birnen

etwas Zitronensaft

200 g Weichkäse mit Blauschimmel, 60% Fett i.Tr.

Walnusskerne

1. Die Birnen waschen, halbieren, entkernen und in Spalten schneiden. Mit etwas Zitronensaft beträufeln.

2. Den Weichkäse in dünne Scheiben schneiden. Zusammen mit den Birnenspalten auf vier Tellern fächerförmig anrichten.

3. Walnüsse knacken und die Birnen mit Walnusskernen garnieren.

Bananenbuttermilch

Für 1 Glas:

1/2 reife Banane

1 EL Zitronensaft

1 TL Honig

0,2 l Buttermilch

Die Banane schälen und mit dem Zitronensaft fein pürieren. Alles in ein Longdrinkglas geben, die übrigen Zutaten hinzufügen und gut durchmixen.

Tip: Bevorzugen Ihre Gäste einen pikanten Drink, so verwenden Sie statt der Banane fein gehackte Kräuter. Diese in die Buttermilch geben und mit Salz, Pfeffer und Zitronensaft abschmecken.

Wenn Sie eine größere Gästerunde erwarten, können Sie auch verschiedene Entrées anbieten. Kombinieren Sie aber trennkostgerecht.

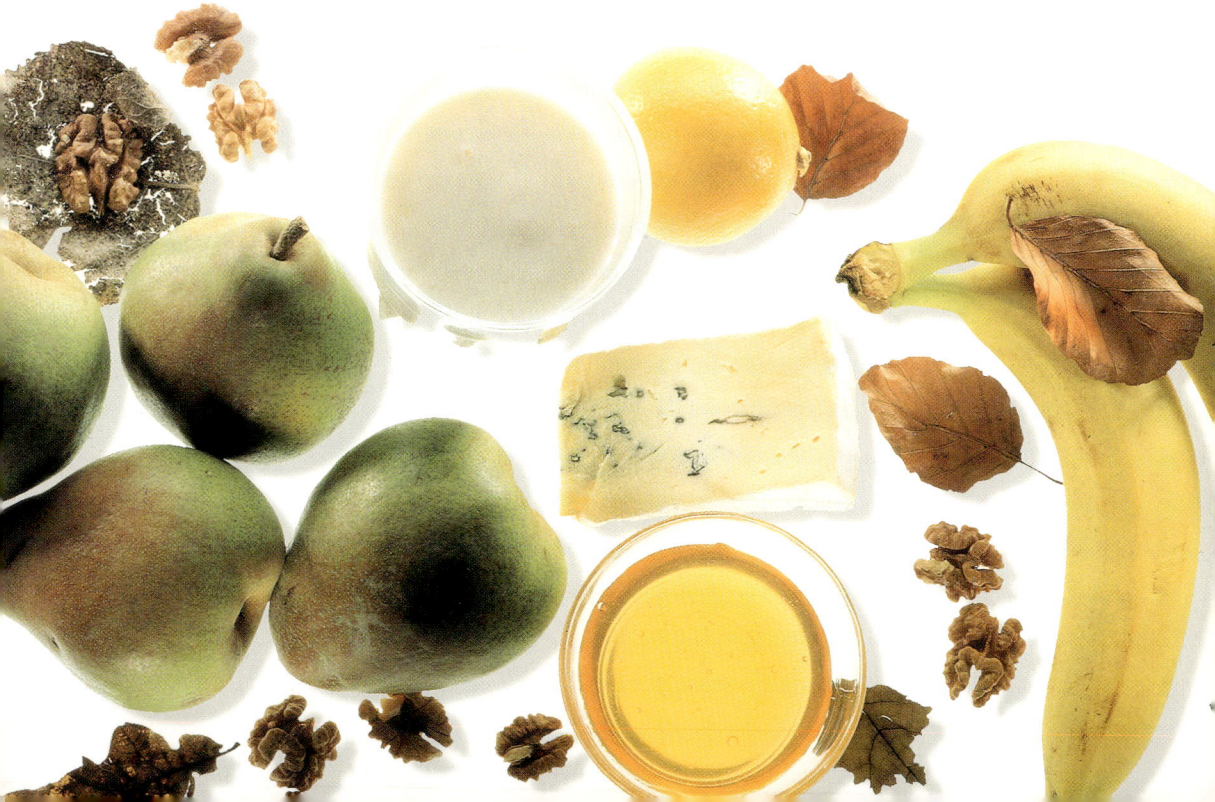

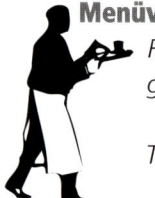

Menüvorschlag I:
Fenchel-Apfel-Salat mit gebratenem Zander

*

Traubengelee

Der Zander oder auch Hechtbarsch gehört zu den Süßwasserfischen und liefert 19,2 Gramm Protein pro 100 Gramm.

Fenchel-Apfel-Salat mit gebratenem Zander

Für vier Personen:

1 Fenchelknolle (ca. 200 g)

2 kleine Äpfel (ca. 200 g)

jodiertes Salz

etwas Zitronensaft

Sonnenblumenöl

600 g Zanderfilet

fein gehackte Petersilie

Apfelspalten

1. Den Fenchel putzen und die Fäden ziehen. Danach in hauchdünne Scheiben hobeln. Den gehobelten Fenchel mit Salz bestreuen und einige Zeit ziehen lassen.

2. Die Äpfel schälen und grob raspeln. Mit dem gehobelten Fenchel vermischen. Danach mit Zitronensaft und Öl anmachen und abschmecken.

3. Das Zanderfilet kurz überbrausen, trocken tupfen und in Streifen schneiden. Mit Zitronensaft beträufeln und salzen. In etwas erhitztem Öl in einer beschichteten Pfanne braten.

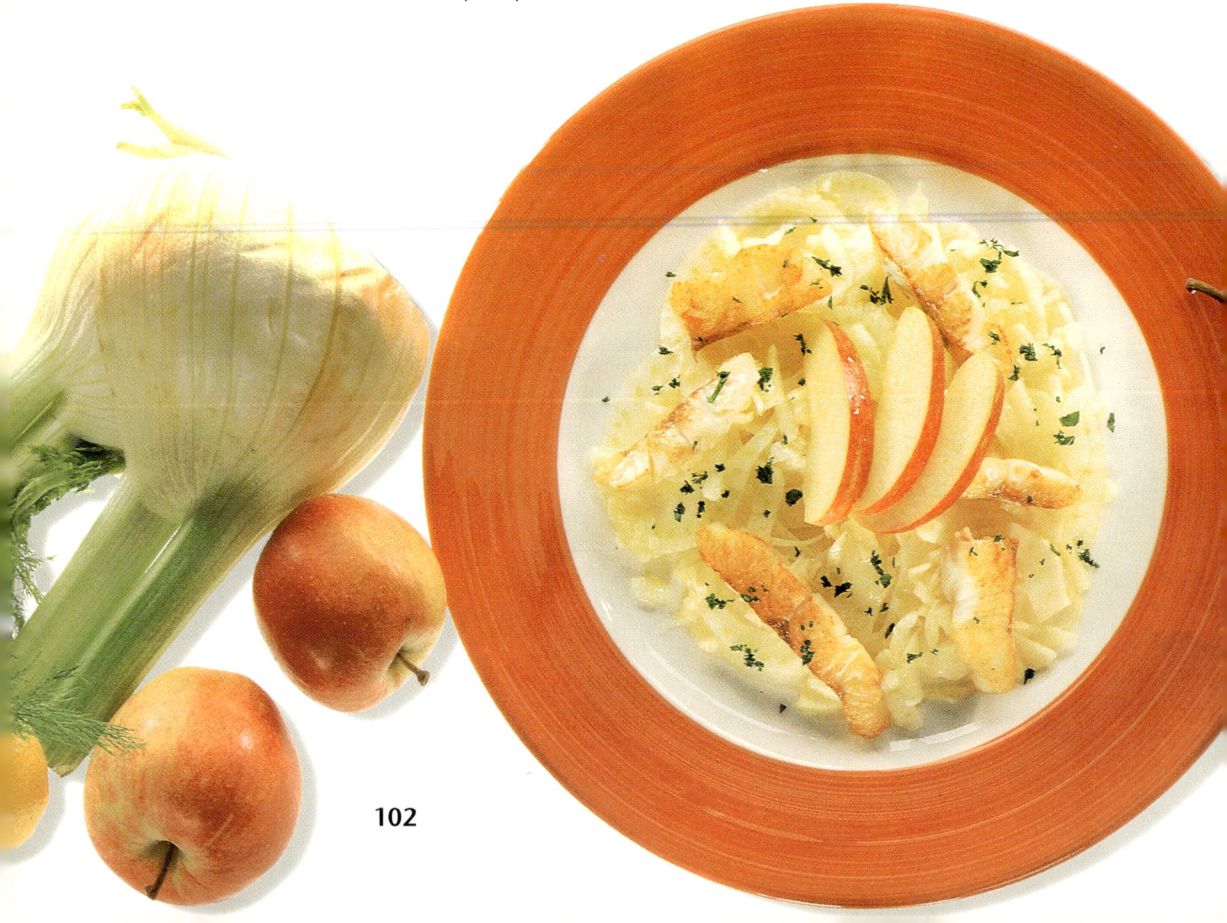

4. Den Fenchel-Apfel-Salat auf vier Tellern verteilen. Die Zanderfiletstreifen darauf anrichten. Mit Petersilie bestreuen und mit dünnen Apfelspalten garnieren.

Extratip: Servieren Sie Ihren Gästen dazu kräftiges Bauernbrot.

Traubengelee

Für 4 Personen:
je 200 g helle und blaue Trauben
0,4 l heller Traubensaft
4 Blatt Gelatine

1. Die Gelatineblätter in kaltem Wasser einweichen und einige Zeit quellen lassen. Danach ausdrücken und in wenig Flüssigkeit im Wasserbad auflösen.
2. Die aufgelöste Gelatine unter den Traubensaft rühren und kühl stellen.
3. Die Weintrauben gründlich waschen, halbieren und entkernen.
4. Sobald der Traubensaft, d. h. das Gelee zu stocken beginnt, vier Portionsförmchen oder Gläser mit wenig Gelee ausschwenken und kurz kühl stellen.
5. Wenn das Gelee fest geworden ist, die Traubenhälften gleichmäßig darin verteilen. Mit dem restlichen Traubensaft bzw. Traubengelee – es sollte noch leicht flüssig sein – auffüllen.
6. Die Förmchen oder Gläser mit Klarsichtfolie abdecken, und das Gelee im Kühlschrank erstarren lassen.

Extratip: Ganz besonders fein wird das Traubengelee Ihren Gästen schmecken, wenn Sie geschlagene Sahne dazu servieren.

Zu einem festlichen Menü können Sie natürlich ein Gläschen Wein trinken. Bevorzugen Sie ansonsten aber Mineralwasser.

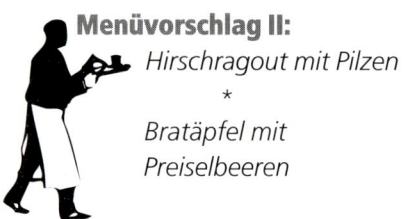

Menüvorschlag II:
Hirschragout mit Pilzen
*
*Bratäpfel mit
Preiselbeeren*

Hirschragout mit Pilzen

Das dunkle Hirschfleisch ist reich an Eiweiß, Mineralstoffen und Vitaminen.

Für vier Personen:
800 g Hirschfleisch
Sonnenblumenöl
300 g Röstgemüse (Zwiebel, Möhre, Sellerie)
0,1 l Rotwein
0,5 l brauner Fond
2 Lorbeerblätter
einige Wacholderbeeren
400 g Champignons oder Egerlinge
etwas Butter
jodiertes Salz, Pfeffer
fein gehackte Petersilie

1. Das Hirschfleisch in große Würfel schneiden. In erhitztem Öl rundum kräftig anbraten. Mit Salz und Pfeffer würzen.

2. Das Röstgemüse zerkleinern, hinzufügen und kurz rösten. Den Bratensatz mit dem Rotwein ablöschen. Dann mit dem Fond auffüllen. Die Lorbeerblätter und die Wacholderbeeren hinzufügen. Zugedeckt im vorgeheizten Backofen bei 150 °C ca. 1 1/2 Stunden schmoren lassen.

3. Sobald das Fleisch weich ist, herausnehmen und beiseite stellen. Lorbeerblätter und Wacholderbeeren aus der Sauce fischen. Dann die Sauce mit dem Stabmixer pürieren. Abschmecken, die Fleischstücke wieder hinzufügen und nochmals kurz erhitzen.

4. Die Pilze putzen, mit Küchenkrepp säubern und blättrig schneiden. In erhitzter Butter dünsten. Mit wenig Salz und Pfeffer würzen. Zuletzt mit Petersilie bestreuen. Zum Hirschragout servieren.

Extratip: Servieren Sie Ihren Gästen dazu Spätzle.

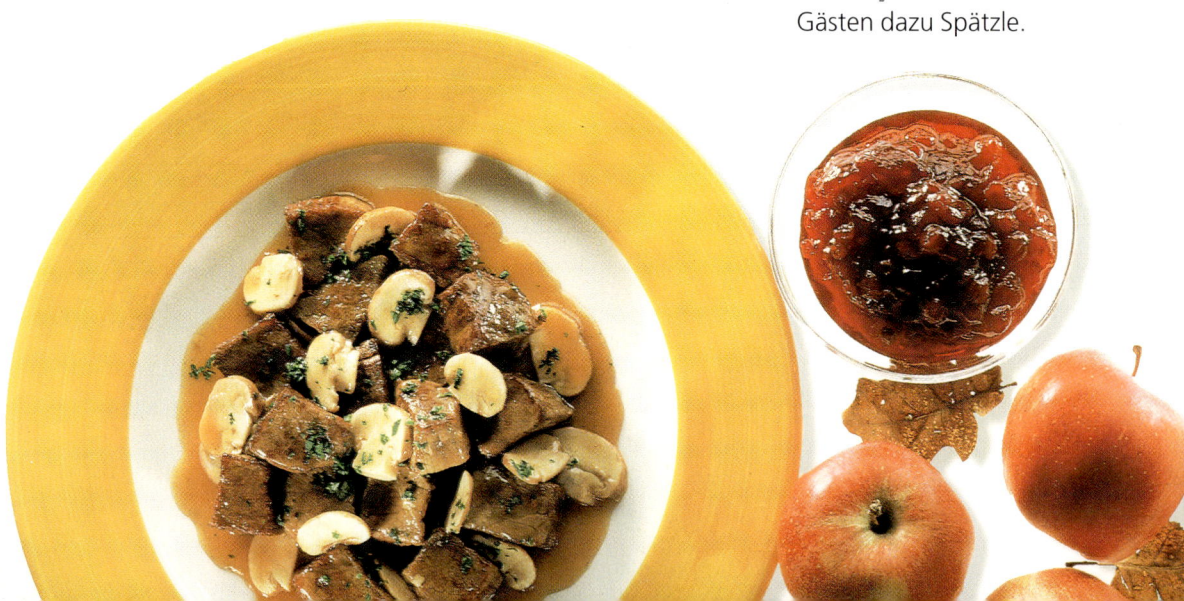

Bratäpfel mit Preiselbeeren

Für vier Personen:

4 Äpfel

40 g Butter

100 g eingelegte Preiselbeeren

1. Die Äpfel waschen und das Kerngehäuse herausstechen. Butterflöckchen in die Aushöhlung geben. Im vorgeheizten Backofen bei 180 °C je nach Größe 8 bis 15 Minuten backen.
2. Sobald die Äpfel weich sind, herausnehmen und mit Preiselbeeren servieren.

Extratip: Für Ihre Gäste streuen Sie vor dem Backen etwas Zucker in die Aushöhlung.

Achten Sie bei allen Gerichten darauf, sie nicht zu stark zu würzen. Zu viel Salz beispielsweise verdeckt den charakteristischen Geschmack der Speisen.

....

Menüvorschlag III:

Kartoffel-Hasel-nuss-Gratin

*

Käseteller

Kartoffel-Haselnuss-Gratin

Für vier Personen:

800 g Kartoffeln

20 g Butter

jodiertes Salz, Pfeffer

Muskatnuss

0,4 l Milch

80 g geriebene Haselnüsse

1. Die Kartoffeln schälen und in feine Scheiben hobeln. In eine ausgefettete Gratinform schichten. Dabei zwischendurch mit wenig Salz, Pfeffer und Muskatnuss würzen. Mit der Milch aufgießen.
2. Zugedeckt im vorgeheizten Backofen bei 200 °C ca. 1 Stunde backen. Dann auskühlen lassen, dadurch behält das Gratin seine Form.
3. Kurz vor dem Servieren mit den geriebenen Haselnüssen bestreuen. Bei starker Oberhitze kurz aufbacken.

Tip: Dazu können Sie Ihren Gästen mit Schütteldressing angemachte, gemischte Blattsalate servieren (Seite 37).

105

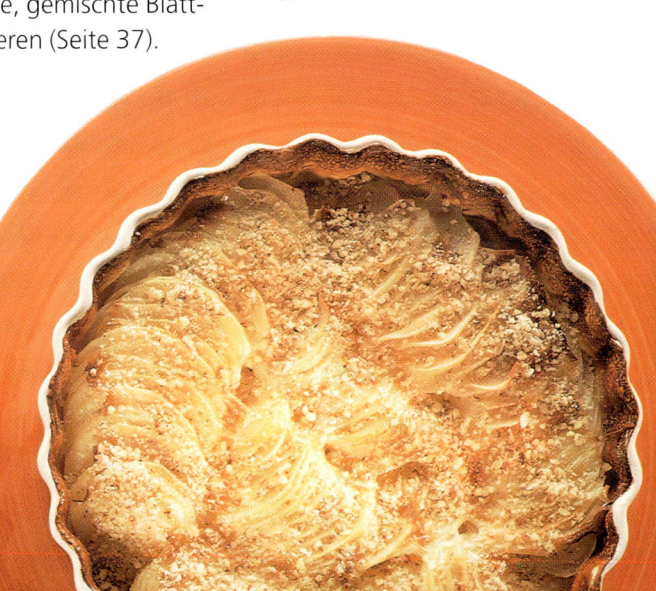

Käseteller

Für vier Personen:

400 g vollfetter Käse, z. B. Edelpilzkäse, Camembert, gehobelter Tête de Moine oder Käse-
pastete mit Walnüssen

Nüsse

Vollkornbrot

Den Käse auf einem großen
Teller oder einer Platte mit den
Nüssen anrichten. Dazu
Vollkornbrot reichen.

Tip: Servieren Sie Ihren Gästen
dazu außerdem Früchte wie in
Spalten geschnittene Äpfel,
Birnen sowie Weintrauben.

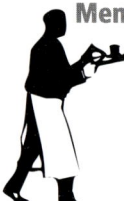

Menüvorschlag IV:
*Roggennudeln in
Pilzrahmsauce*

*

Flambierte Bananen

Roggennudeln
in Pilzrahmsauce

**Auch wenn es auf-
wendiger ist – selbstge-
machte Nudeln
schmecken besser als
gekaufte. Außerdem
wissen Sie genau,
welche Zutaten
enthalten sind.**

Für vier Personen:

Nudeln:

200 g Roggenmehl

4 Eigelb

1 EL Öl

jodiertes Salz

Sauce:

400 g gemischte
Pilze, z. B. Eger-
linge und
Shiitake-
Pilze

1 Zwiebel

40 g Butter

0,4 l Sahne

Pfeffer

fein gehackte Petersilie

1. Das Roggenmehl mit dem
Eigelb, Öl und Salz zu einem
Nudelteig verkneten. In Klarsichtfolie wickeln und 1 Stunde
ruhen lassen.
2. Den Nudelteig entweder mit
der Nudelmaschine zu dünnen
Bandnudeln verarbeiten oder
den Teig hauchdünn ausrollen
und in feine Streifen schneiden.

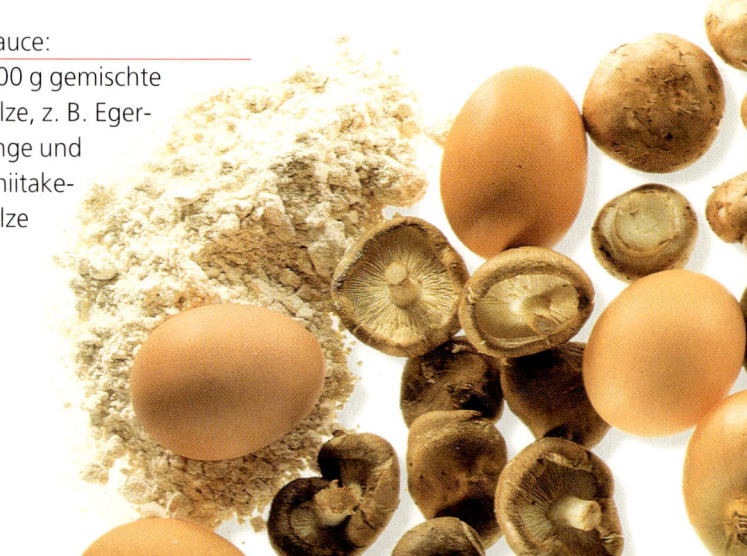

Auf einem Küchentuch ausgebreitet trocknen lassen.

3. Die Pilze putzen und vorsichtig mit Küchenkrepp säubern. Dann in dünne Scheiben schneiden. Die Zwiebel fein hacken. In erhitzter Butter kurz andünsten. Dann die Pilze hinzufügen und leicht mitdünsten.

4. Mit wenig Salz und Pfeffer würzen. Dann mit der Sahne auffüllen und etwas einkochen lassen.

5. Die Nudeln in reichlich Salzwasser ungefähr 5 Minuten garen. Abtropfen lassen und unter die Pilze mischen. Anschließend mit Petersilie bestreut servieren.

Tip: Dazu können Sie mit Schütteldressing angemachte, gemischte Blattsalate servieren (Seite 37).

Flambierte Bananen

Für vier Personen:

4 Bananen

40 g Butter

4 EL Ahornsirup oder Honig

4 cl brauner Rum

1. Die Bananen schälen und halbieren. Die Butter zerlassen, und die Bananenhälften bei geringer Hitze darin erwärmen. Dabei den Ahornsirup oder Honig hinzufügen.

2. Die Bananenhälften auf vier Tellern anrichten und heiß servieren. Vor dem Essen mit je 1 cl Rum beträufeln und vorsichtig anzünden.

Tip: Servieren Sie als Vorspeise eine klare Brühe mit Gemüsestreifen.

Ahornsirup ist ein besonders wertvolles Süßungsmittel, das viele Mineralstoffe und Spurenelemente enthält.

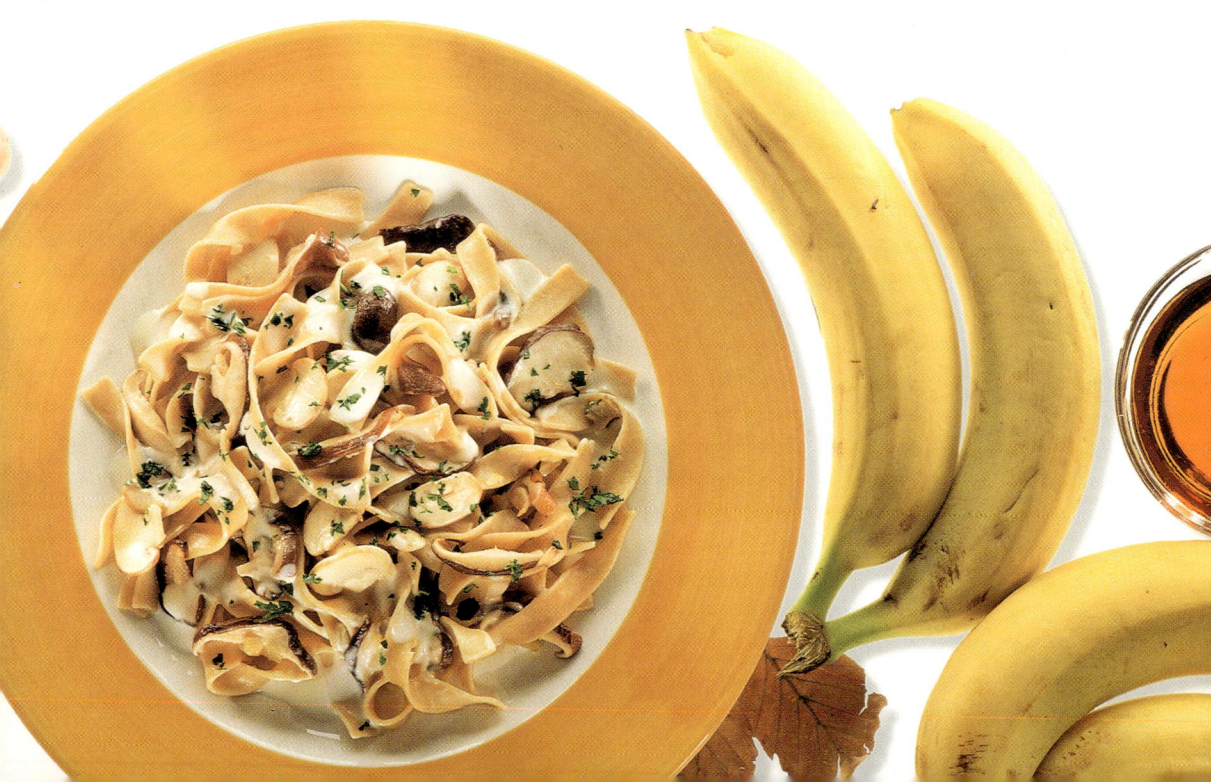

Herzhafte Wintergerichte

Womöglich zünden Sie das Kaminfeuer an und erwarten Ihre Freunde zu einem Winterabend. Bieten Sie ihnen eines der auf den nächsten Seiten vorgestellten Trennkostmenüs an, damit sie gut durch die kalte Jahreszeit kommen. Und wundern Sie sich nicht, wenn Ihre Gäste danach ungeduldig auf die nächste Einladung von Ihnen warten.

Entrees

Chicoréeschiffchen

Für vier Personen:
2 Stauden Chicorée
2 Orangen
200 g Doppelrahmfrischkäse, 60% Fett i.Tr.
Zitronensaft
fein gehackte Pistazien

Diese Entrees lassen sich sowohl auf rustikalen Holzbrettchen als auch auf feinen Tellern servieren – je nach dem Anlass Ihrer Einladung.

1. Von den Chicoréestauden den harten Strunk herausschneiden. Dann die Blätter einzeln lösen. Kurz überbrausen und trocken schleudern. Jeweils 2 bis 3 Blätter ineinander setzen.
2. Die Orangen schälen, filetieren und halbieren. Dabei den Saft auffangen. Den Frischkäse mit dem aufgefangenen Orangen- und etwas Zitronensaft verrühren. Die Orangenfilets unterrühren. Jeweils einen Klecks Orangenfrischkäse in die Chicoréeschiffchen füllen und mit Pistazien bestreuen.

Käsetürmchen

Für vier Personen:
8 Scheiben Vollkorntoast
etwas Butter
6 Blätter Eisberg- oder Kopfsalat
6 dickere Scheiben Appenzeller, 50% Fett i.Tr., oder Butterkäse, 60% Fett i.Tr.
Holzspießchen

1. 6 Scheiben Toast dünn mit Butter bestreichen. Dann mit je 1 Salatblatt und 1 Scheibe Käse belegen.
2. Jeweils drei belegte Toastbrotscheiben aufeinander setzen (mit einem ungebutterten Toast abschließen). Dann jeweils zweimal diagonal durchschneiden. Durch die Türmchen jeweils ein Spießchen stecken. Bis zum Servieren kühl stellen.

Tip: Die Käsetürmchen schmecken besonders fein, wenn Sie den Toast vorher rösten.

108

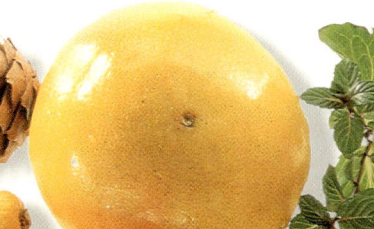

Orangen-Grapefruit-Carpaccio

Für vier Personen:

2 Orangen

1 rosa Grapefruit

einige Minzeblättchen

etwas Orangenlikör

1. Die Orangen und die Grapefruit schälen, dabei auch die weiße Haut entfernen. Dann in dünne Scheiben schneiden.
2. Abwechselnd fächerförmig auf einer großen Platte anrichten. Minzeblättchen dazwischen stecken. Zuletzt mit etwas Orangenlikör beträufeln. Gut gekühlt servieren.

Tip: Vor dem Servieren mit Pistazien bestreuen.

Lachsröllchen

Für vier Personen:

2 gehäufte EL Magerquark

Zitronensaft

fein gewiegter Dill

8 dünne Scheiben geräucherter Lachs

8 kleine Blätter Eisbergsalat

1. Den Quark mit etwas Zitronensaft und reichlich Dill verrühren und abschmecken.

2. Die Lachsscheiben ausbreiten und mit dem Quark bestreichen. Aufrollen und in je 1 Blatt Eisbergsalat wickeln. Eventuell mit einem Stengel Dill umbinden. Gut gekühlt servieren.

Gratinierter Ziegenkäse

Für vier Personen:

4 kleine runde Ziegenkäse, 45% Fett i.Tr.

Olivenöl

1 EL Sesamsamen

200 g gemischte Blattsalate (Seite 37)

4 EL Schütteldressing (Seite 37)

1. Die Ziegenkäse über Nacht in Olivenöl einlegen.
2. Die Ziegenkäse etwas abtropfen lassen. Dann mit Sesamsamen bestreuen und im vorgeheizten Grill kurz überbacken, bis der Käse leicht schmilzt.
3. Die Blattsalate auf vier Tellern verteilen. Mit je 1 EL Schütteldressing beträufeln. Jeweils 1 Ziegenkäse darauf anrichten.

Zaubern Sie mitten im Winter ein kleines Stück Sommer herbei, und legen Sie den Ziegenkäse in Olivenöl mit Thymianblättchen und Rosmarinnadeln ein.

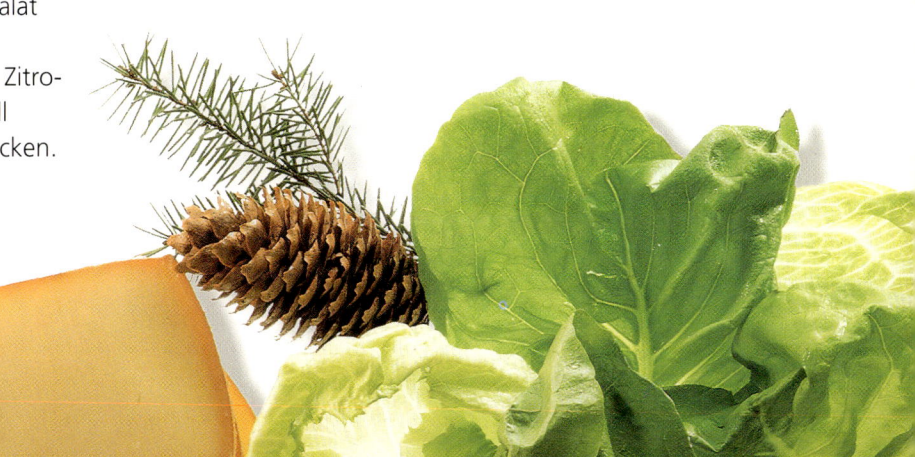

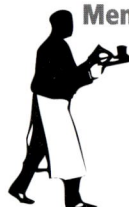

Menüvorschlag I:
*Chicoréesalat mit
Orange und Apfel*

*

*Putenschnitzel in Sesam-
kruste auf Orangensauce*

4. Den Chicorée mit den Orangenfilets und den Apfelblättchen locker vermischen. Mit dem Joghurtdressing anmachen. Vor dem Servieren mit Kürbiskernen bestreuen.

Chicoréesalat mit Orange und Apfel

Für vier Personen:
4 Stauden Chicorée
2 Orangen
1 Apfel
1 Becher Naturjoghurt (150 g)
etwas Zitronensaft
jodiertes Salz
Kürbiskerne

Wenn Ihre Gäste nicht trennen wollen, so servieren Sie ihnen zu diesem Menü körnig gekochten Reis oder Wildreis.

1. Die Chicoréestauden halbieren. Den harten Strunk herausschneiden. Dann die Stauden in Streifen schneiden, waschen und gut trocken schleudern.
2. Die Orangen schälen und filetieren. Dabei den Saft auffangen. Den Apfel waschen, halbieren und entkernen. In feine Blättchen schneiden. Mit etwas Zitronensaft beträufeln.
3. Den Joghurt mit dem aufgefangenen Orangen- und etwas Zitronensaft verrühren. Mit wenig Salz würzen.

Putenschnitzel in Sesamkruste auf Orangensauce

Für vier Personen:
4 Putenschnitzel
jodiertes Salz
1 Ei
50 g Sesamsamen
Sonnenblumenöl
2 Orangen
40 g Butter
100 g Crème fraîche
evtl. Orangenlikör

1. Die Putenschnitzel leicht klopfen und salzen. Zuerst in verquirltem Ei, dann in Sesamsamen wenden. In wenig erhitztem Öl auf beiden Seiten goldbraun braten. Herausnehmen und warm stellen.
2. Die Orangen filetieren, den Saft auffangen. Orangenfilets und Saft in der Bratpfanne kurz erwärmen. Butterstückchen und Crème fraîche einrühren. Nach Wunsch mit Orangenlikör abschmecken.
3. Die Putenschnitzel auf der Orangensauce servieren.

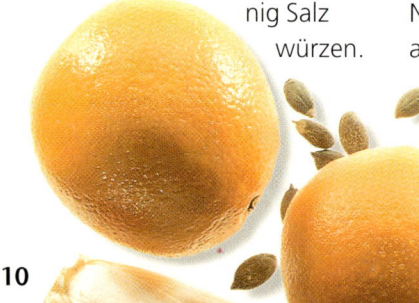

110

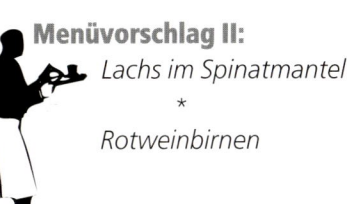

Menüvorschlag II:
Lachs im Spinatmantel
*
Rotweinbirnen

Lachs im Spinatmantel

Für vier Personen:

4 Scheiben Lachsfilet (ca. 600 g)
100 g Blattspinat
50 g Butter
1 fein gehackte Zwiebel
0,1 l trockener Weißwein
jodiertes Salz, Pfeffer

1. Den Spinat verlesen, putzen und waschen. Dann blanchieren, in Eiswasser abschrecken und gut abtropfen lassen.
2. Das Lachsfilet kurz überbrausen, trocken tupfen und mit wenig Salz und Pfeffer würzen. Mit dem blanchierten Spinat umwickeln.
3. Die Butter zerlassen. Die Zwiebelwürfelchen darin andünsten. Mit dem Weißwein ablöschen. Die Lachsfilets hinzufügen und einmal kurz aufkochen lassen.
4. Zugedeckt am Herdrand auf den Punkt garen. Das dauert ca. 8 Minuten. Am besten die

Druckprobe machen – die Lachsfilets sollten sich fest anfühlen.
5. Die Lachsfilets zusammen mit der Zwiebel und der Garflüssigkeit servieren.

Rotweinbirnen

Für vier Personen:

4 Birnen
0,2 l Rotwein
2 Gewürznelken
1 Stange Zimt

1. Die Birnen schälen, halbieren und entkernen.
2. Den Rotwein mit den Gewürznelken und der Zimtstange einmal aufkochen lassen. Die Birnenhälften hinzufügen und darin pochieren. Im Rotweinsud erkalten lassen.
3. Die Birnenhälften herausnehmen und fächerförmig einschneiden. Den Rotweinsud passieren. Die Birnen damit servieren. Eventuell den Sud nochmals erhitzen, einkochen lassen, heiß über die Birnenhälften gießen.

Kartoffeln und Blattsalate ergänzen dieses Menü für Gäste, die nicht nach den Trennkostregeln essen wollen.

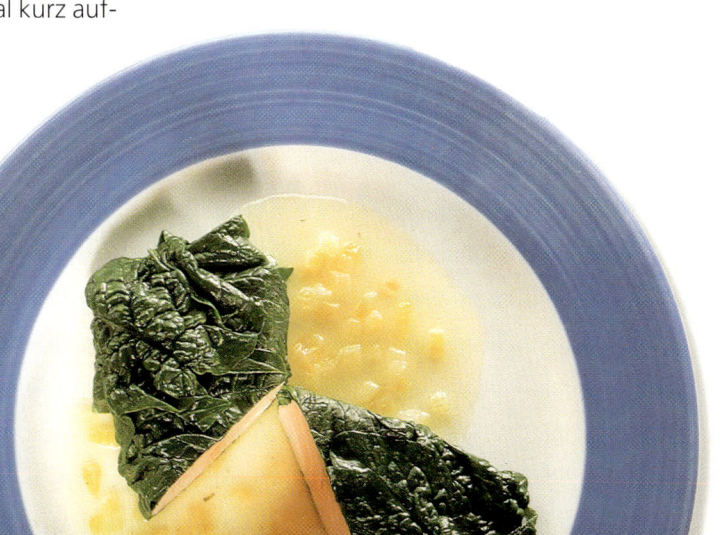

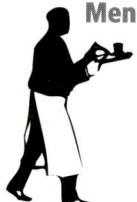

Menüvorschlag III:
*Krautwickel in Kartoffel-
Kräuter-Sauce*
*
Dörrobst mit Edelpilzkäse*

Krautwickel in Kartoffel-Kräuter-Sauce

**Zwar ist dieses Menü
etwas zeitaufwendig,
doch das Lob Ihrer
Gäste wird Ihnen
sicher sein.**

Für vier Personen:

1 Kopf Weißkraut

1 Karotte

1 Knollensellerie
(ca. 100 g)

1 Stück Lauch (ca. 100 g)

2 Eigelb

0,1 l Sahne

jodiertes Salz, Pfeffer

Majoran

Kümmelsamen

200 g Kartoffeln

0,2 l Gemüsebrühe

fein gehackte Kräuter

1. Vom Krautkopf acht schöne
Blätter entfernen, in Salzwasser weich kochen und ab-
schrecken.
2. Das Gemüse putzen,
waschen bzw. schälen
und in feine Streifen
schneiden.
3. Den restlichen
Krautkopf vierteln
und weich kochen.
Gut abtrop-
fen las-

sen. Dann grob hacken. Mit
den Eigelb und der Sahne ver-
mengen. Mit den Gewürzen
abschmecken.
4. Die gegarten Krautblätter
auslegen und mit der Masse
und den Gemüsestreifen füllen.
Krautwickel formen und mit
Küchengarn umbinden.
5. Die Kartoffeln schälen und in
Scheiben schneiden. Eine feuer-
feste Form damit auslegen. Die
Krautwickel darauf setzen.
Dann die Gemüsebrühe zu-
gießen. Zugedeckt im vorgeheizten Backofen bei 180 °C
ca. 30 Minuten
garen.

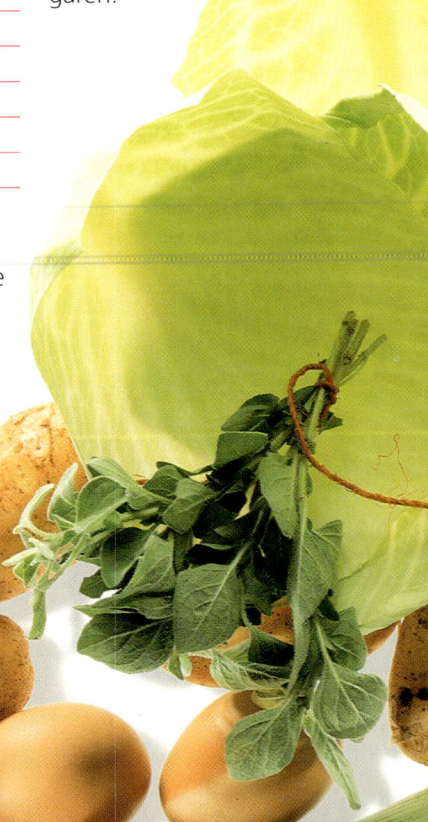

6. Eventuell 10 Minuten vor Ende der Garzeit den Deckel entfernen und die Krautwickel bei starker Oberhitze ein wenig Farbe annehmen lassen.
7. Die Krautwickel herausnehmen und warm stellen. Die Kartoffeln und die Brühe mit dem Mixstab pürieren. Dann die Kräuter hinzufügen und abschmecken.
8. Die Krautwickel auf Tellern verteilen und mit der Kartoffel-Kräuter-Sauce servieren.

Tip: Sie können die Krautwickel auch einfach auf den Kartoffeln verteilen, mit den Kräutern bestreuen und sie so Ihren Gästen servieren.

Dörrobst mit Edelpilzkäse

Für vier Personen:
250 g gemischtes Dörrobst
0,3 l roter Traubensaft
200 g Edelpilzkäse,
50% Fett i.Tr.

1. Das Dörrobst mit dem Traubensaft einmal aufkochen und dann darin abkühlen lassen.
2. Den Edelpilzkäse mit der Spätzlepresse auf vier Teller drücken. Mit dem Dörrobst anrichten.

Tip: Servieren Sie Ihren Gästen als Vorspeise mit Schütteldressing angemachte, gemischte Blattsalate (Seite 37).

Verwenden Sie anstelle von Traubensaft auch einmal einen leichten Rotwein zum Aufkochen des Dörrobsts.

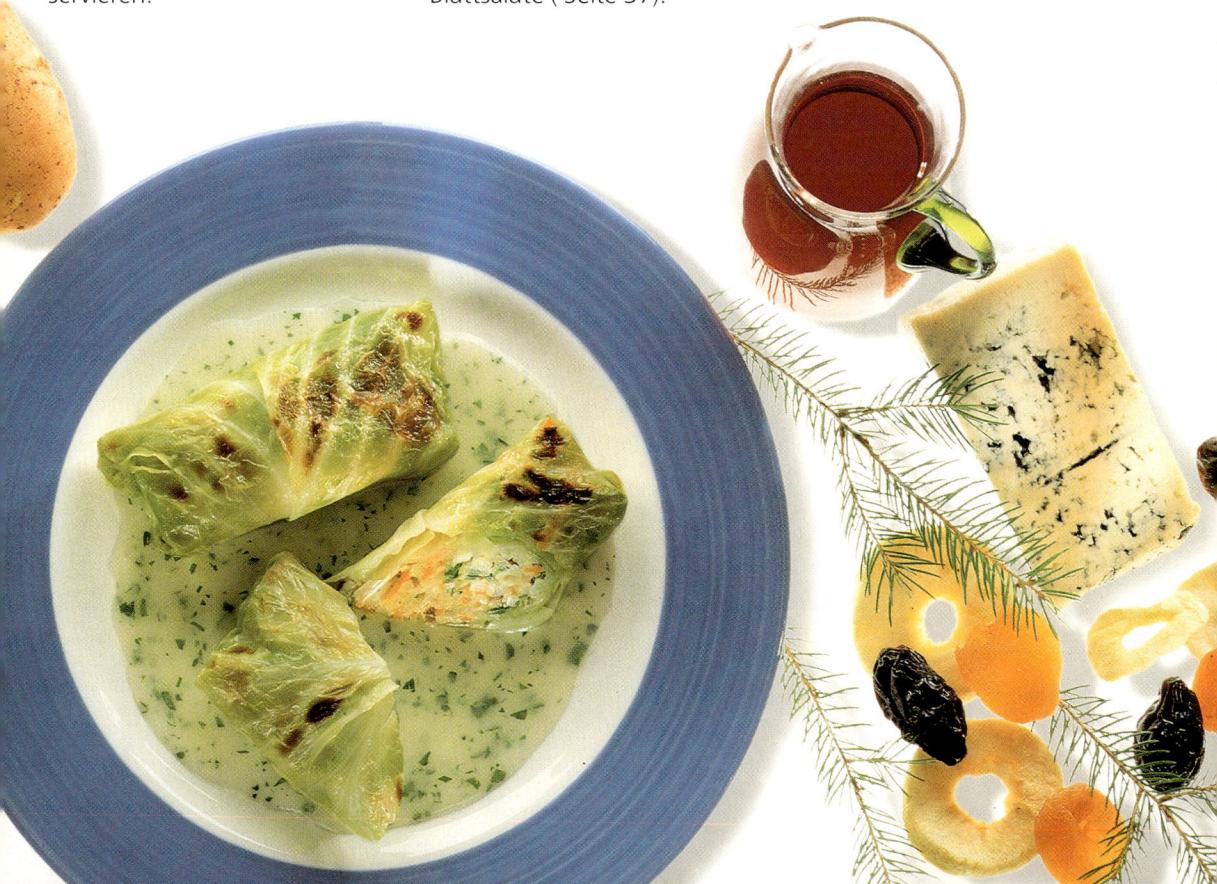

Feine Kuchen für gemütliche Plauderstunden

Achten Sie möglichst darauf, nicht über die Stränge zu schlagen, denn zu viel Süßes tut dem Körper nicht gut, selbst wenn die Leckereien aus vollwertigen Zutaten hergestellt sind.

Gehören Sie vielleicht auch zu der Spezies der Naschkatzen? Lieben Sie es, mit Freundinnen und Freunden gemütlich bei Kaffee, Tee und Kuchen zusammenzusitzen und zu plaudern? Für solche Gelegenheiten finden Sie hier Backrezepte für köstliches, vollwertiges Gebäck nach den Hayschen Trennkostregeln. Da Backwerk zu den kohlenhydratreichen Nahrungsmitteln zählt, eignet es sich besonders gut für die kalte Jahreszeit, in der die kohlenhydratreichen Lebensmittel ja überwiegen sollten.

Bananenkuchen

Für 1 Kastenform (30 cm lang):

300 g reife Bananen (ohne Schale)

150 g flüssiger Honig

1/4 l Sahne

3 Eigelb

1/16 l Sonnenblumenöl

1 Prise Salz

300 g Weizenvollkornmehl (Type 1050)

80 g gemahlene Haselnüsse

5 g Backpulver

Butter für die Form

1. Die Bananen mit dem Mixer pürieren. Danach den Honig, die Sahne und die Eigelb dazugeben und weiter cremig rühren. Zuletzt das Öl unterrühren.
2. Das Mehl mit den Nüssen und dem Backpulver vermischen und locker unter die Masse heben.
3. Den Teig in die mit Butter ausgefettete Kastenform füllen. Die Oberfläche glatt streichen. Im vorgeheizten Backofen bei 175 °C ca. 45 Minuten backen.
4. Den Kuchen nach dem Backen 10 Minuten ruhen lassen. Dann aus der Form stürzen und abkühlen lassen.

Früchtebrot

Für 1 Kastenform (30 cm lang):
500 g gemischtes Dörrobst,
z. B. Äpfel, Aprikosen, Birnen
und Pflaumen

50 g Rosinen

50 g gehackte Haselnüsse

50 g flüssiger Honig

0,2 l trockener Weißwein

0,1 l lauwarme Milch

30 g Hefe

250 g Weizenvollkornmehl
(Type 1050)

2 Eigelb

25 g weiche Butter

1 Päckchen Lebkuchengewürz
Butter für die Form

1. Das Dörrobst in kleine Würfel schneiden. Die Rosinen und Nüsse untermischen und mit dem Honig beträufeln. Zuletzt den Wein darüber gießen und zugedeckt über Nacht stehen lassen.

2. Die lauwarme Milch in eine Schüssel gießen und die Hefe darin auflösen. Mit etwas Mehl bestäuben und zugedeckt bei Zimmertemperatur 30 Minuten gehen lassen.

3. Die Eigelb und das restliche Mehl zur Hefe geben, zu einem Teig verkneten und nach und nach die Butter und das Lebkuchengewürz einarbeiten. Den Teig bei Zimmertemperatur weitere 30 Minuten gehen lassen.

4. Die Früchtemischung hinzufügen und unterkneten. Den Teig zu einem Laib formen und in die ausgefettete Kastenform setzen. Erneut 30 Minuten bei Zimmertemperatur zugedeckt ruhen lassen.

5. Die Teigoberfläche mit etwas Milch bestreichen. Im vorgeheizten Backofen bei 200 °C auf der Mittelschiene ca. 1 Stunde backen.

Kalkulieren Sie für dieses Früchtebrot eine etwas längere Zubereitungszeit ein – das Dörrobst sollte über Nacht im Wein ziehen.

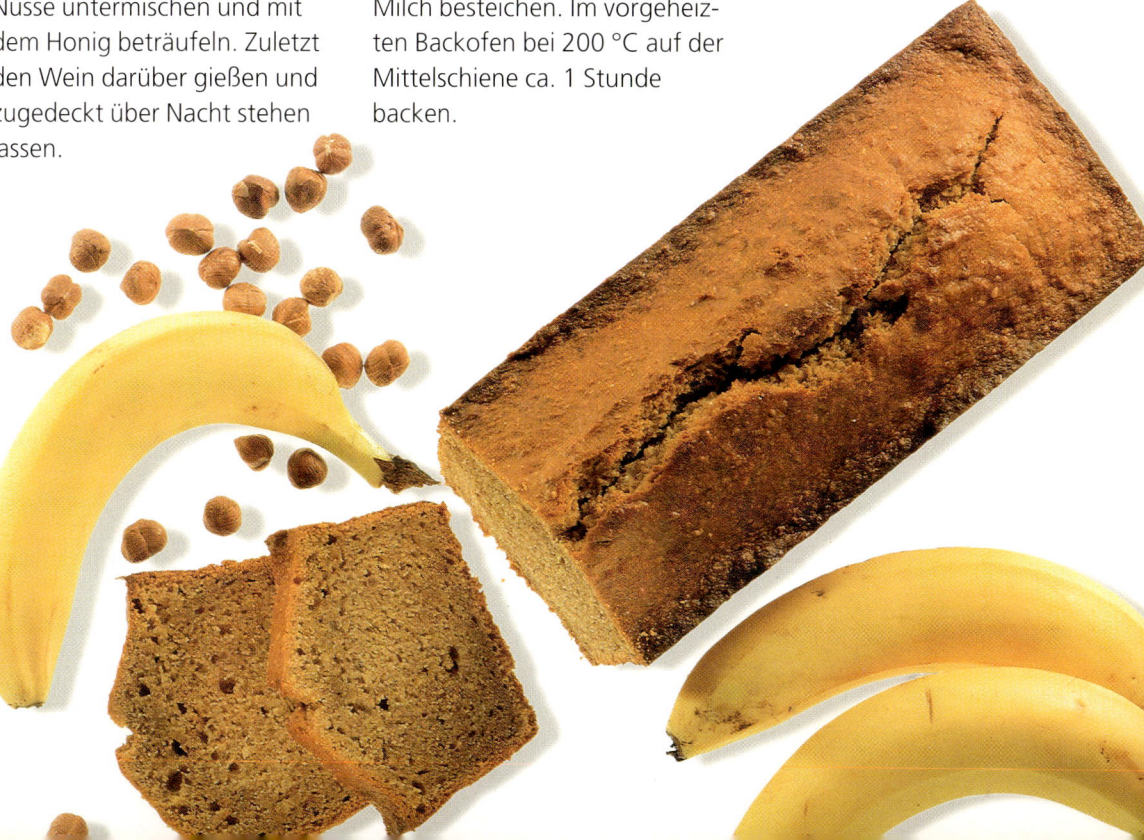

Karotten-Nuss-Kuchen

Für 1 Springform
(26 cm Durchmesser):

4 Eigelb

1 EL Wasser

150 g flüssiger Honig oder
Ahornsirup

200 g fein geraspelte Karotten

100 g gemahlene Haselnüsse

80 g Weizenvollkornmehl
(Type 1050)

40 g Kartoffelmehl

5 g Backpulver

100 g flüssige Butter

Butter und Grieß für die Form

**Gästen, die keine Süßig-
keiten mögen, servieren
Sie das pikante
Kartoffel-Zwiebel-Brot.**

1. Die Eigelb mit dem Wasser in
einer Metallschüssel über dem
Wasserbad so lange aufschla-
gen, bis die Masse einzudicken
beginnt. Danach kalt weiter
schlagen und bei einer Tempe-
ratur von ca. 40 °C den Honig
oder Ahornsirup unterrühren.
2. Die Karotten mit den Nüssen
vermischen und unter die
Eimasse heben.
3. Weizenvollkornmehl, Kartoffelmehl und Backpulver vermischen und ebenfalls unterheben, danach die etwa 30 °C
heiße Butter dazugeben.
4. Den Teig in die ausgefettete
und mit Grieß ausgestreute
Springform füllen. Die Oberfläche glatt streichen und auf
der Mittelschiene im vorgeheizten Backofen bei 175 °C
ca. 30 Minuten backen.

Kartoffel-Zwiebel-Brot

Für 2 Kastenformen
(je 30 cm lang):

20 g Hefe

100 ml lauwarmes Wasser

200 g gekochte, gepellte
Kartoffeln

300 g Weizenvollkornmehl
(Type 1050)

100 g Zwiebelwürfel

50 g Butter

50 g Roggenmehl
(Type 1050)

jodiertes Salz

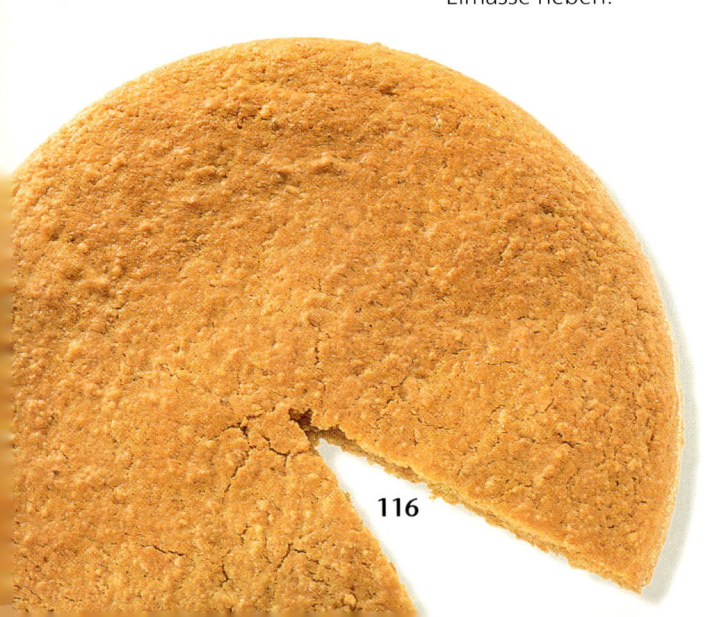

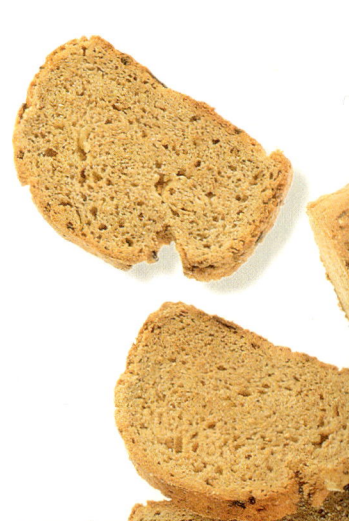

1. Die Hefe mit dem Wasser verrühren. Die gekochten Kartoffeln durch die Presse in die Hefemischung drücken und mit ein wenig Mehl bestäuben. Bei Zimmertemperatur gehen lassen, bis sich der Teig verdoppelt hat.
2. Die Zwiebelwürfelchen in der erhitzten Butter anschwitzen und gut auskühlen lassen.
3. Das restliche, gesiebte Weizenvollkorn- und Roggenmehl sowie die Zwiebelwürfelchen zum Kartoffelteig hinzufügen und mit Salz würzen. In der Küchenmaschine gut durchkneten. Dann zugedeckt bei Zimmertemperatur 30 Minuten gehen lassen.
4. Den Teig halbieren, zu zwei Rollen formen und in die ausgefetteten Kastenformen setzen. Auf der untersten Schiene im vorgeheizten Backofen bei 220 °C ca. 1 Stunde backen. Vor dem Schneiden gut auskühlen lassen.

Tip: Servieren Sie das Kartoffel-Zwiebel-Brot in Scheiben geschnitten mit gesalzener Butter.

Kokos-Mandel-Kuchen

Für 1 Backblech (40 x 30 cm):
3 Eigelb
200 g flüssiger Honig
1/2 l Buttermilch
2 Päckchen Backpulver
400 g Weizenvollkornmehl (Type 1050)
100 g Kokosraspel
150 g Mandelblättchen
0,4 l Sahne
Butter für das Blech

1. Die Eigelb mit 100 g Honig und der Buttermilch verrühren, dann das mit Backpulver vermischte Mehl hinzufügen. Den Teig auf das gefettete Backblech streichen.
2. Den restlichen Honig mit den Kokosraspeln und den Mandelblättchen vermischen und gleichmäßig auf dem Teig verteilen. Im vorgeheizten Backofen bei 180 °C ca. 30 Minuten backen.
3. Den Kokos-Mandel-Kuchen nach dem Backen sofort mit flüssiger Sahne beträufeln.
4. Vor dem Servieren den Kuchen in Rechtecke oder Quadrate schneiden.

Verwenden Sie möglichst den speziellen flüssigen Backhonig, der u. a. in Naturkostläden erhältlich ist.

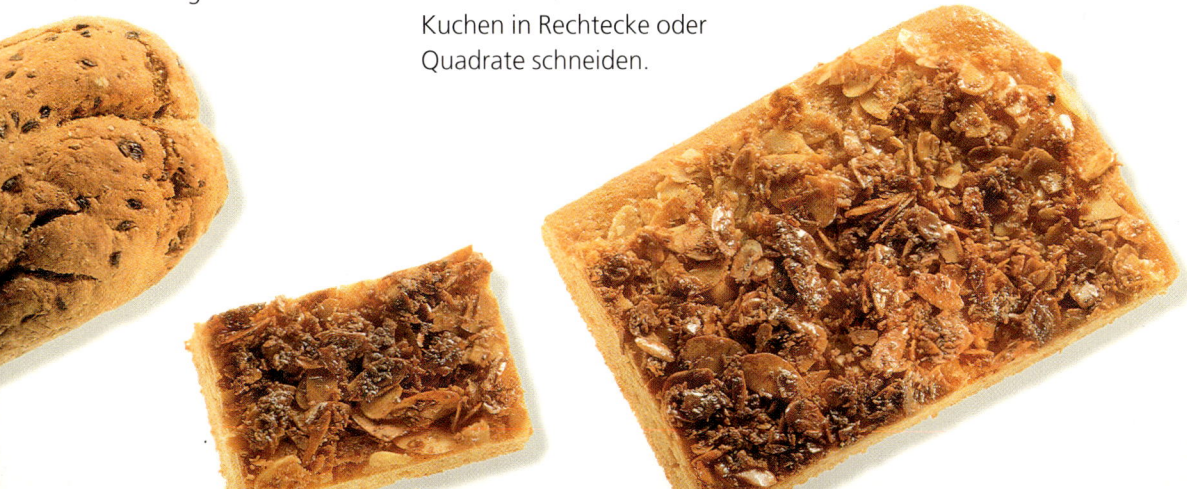

Hefegugelhupf

Zu diesem klassischen Rezept passt natürlich eine Gugelhupfform aus Großmutters Zeiten am besten.

Für 1 Gugelhupfform (1 Liter):

250 g Weizenvollkornmehl (Type 1050)

50 ml Wasser

50 ml lauwarme Milch

20 g Hefe

3 Eigelb

50 g flüssiger Honig

100 g weiche Butter

1 Prise Salz

60 g Rosinen

30 g gehackte Mandeln

Butter für die Form

1. Von dem Weizenvollkornmehl 50 g mit 50 ml Wasser in einem Schälchen anrühren. Mit Klarsichtfolie zugedeckt bei Zimmertemperatur 24 Stunden säuern lassen.

2. Mit dem Handrührgerät (Stufe 2) das restliche Mehl mit der Milch, der Hefe, den Eigelb, dem Honig, der Butter und dem Salz verkneten. Zuletzt das gesäuerte Mehl unterkneten. Zugedeckt bei Zimmertemperatur 30 Minuten gehen lassen.
3. Sobald der Teig Blasen wirft, die Rosinen und Mandeln unterkneten. Dann weitere 30 Minuten zugedeckt bei Zimmertemperatur gehen lassen.
4. Den gesamten Teig kräftig durchkneten. Anschließend in die ausgefettete Gugelhupfform füllen. Erneut bei Zimmertemperatur zugedeckt gehen lassen.
5. Im vorgeheizten Backofen bei 190 °C ca. 1 Stunde backen. Den Kuchen kurz auskühlen lassen und auf ein Kuchengitter stürzen.

Tip: Besonders fein wird dieser Kuchen, wenn Sie ihn mit einem Honig-Gewürz-Gemisch

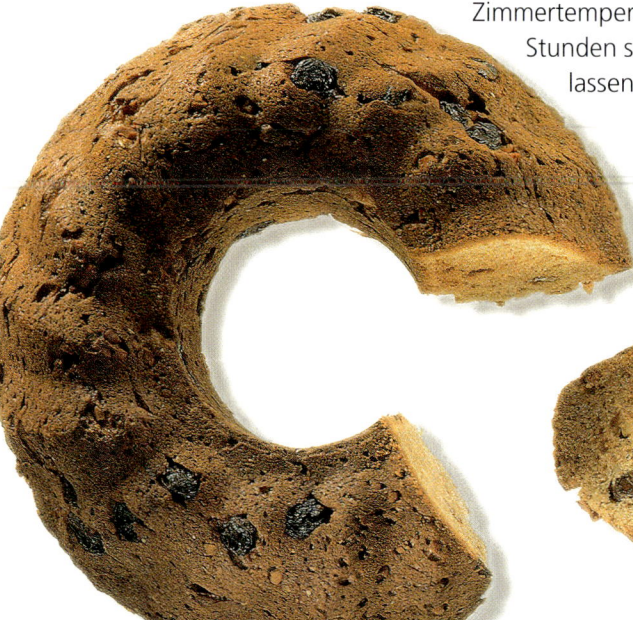

tränken: Dafür 50 ml heißes Wasser mit 30 g Honig, etwas Vanillearoma und Bittermandelöl verrühren. In den noch warmen Kuchen mit einer Gabel Löcher stechen und mit dem Gemisch beträufeln.

Zimtkuchen mit Joghurt-Sahne-Creme

Für 1 Backblech (40 x 30 cm):

6 Eigelb
200 g flüssiger Honig
0,1 l Mineralwasser
0,1 l Sonnenblumenöl
300 g Weizenvollkornmehl (Type 1050)
1 Päckchen Backpulver
2 Becher Sahnejoghurt
gemahlener Zimt
0,4 l Sahne
2 Päckchen Sahnefestiger
Butter für das Blech

1. Die Eigelb mit 150 g Honig und Mineralwasser schaumig schlagen, danach das Öl unterrühren.

2. Das Mehl mit dem Backpulver vermischen und unter die Eimasse heben. Den Teig gleichmäßig auf dem gefetteten Blech verstreichen. Im vorgeheizten Backofen bei 175 °C ca. 20 Minuten backen. Gut abkühlen lassen.

3. Den Joghurt mit dem restlichen Honig und etwas Zimt abschmecken. Die Sahne mit dem Sahnefestiger steif schlagen, dann vorsichtig unter die Joghurtmasse heben.

4. Die Joghurt-Sahne-Creme gleichmäßig auf den ausgekühlten Kuchen streichen und einige Zeit kalt stellen.

5. Vor dem Servieren den Kuchen in nicht zu große Stücke schneiden.

Tip: Der Kuchen schmeckt besonders fein, wenn Sie zuletzt noch eine kleine Prise gemahlenen Zimt über die einzelnen Stücke geben.

Der Duft dieses raffinierten Zimtkuchens verbreitet eine vorweihnachtliche Stimmung.

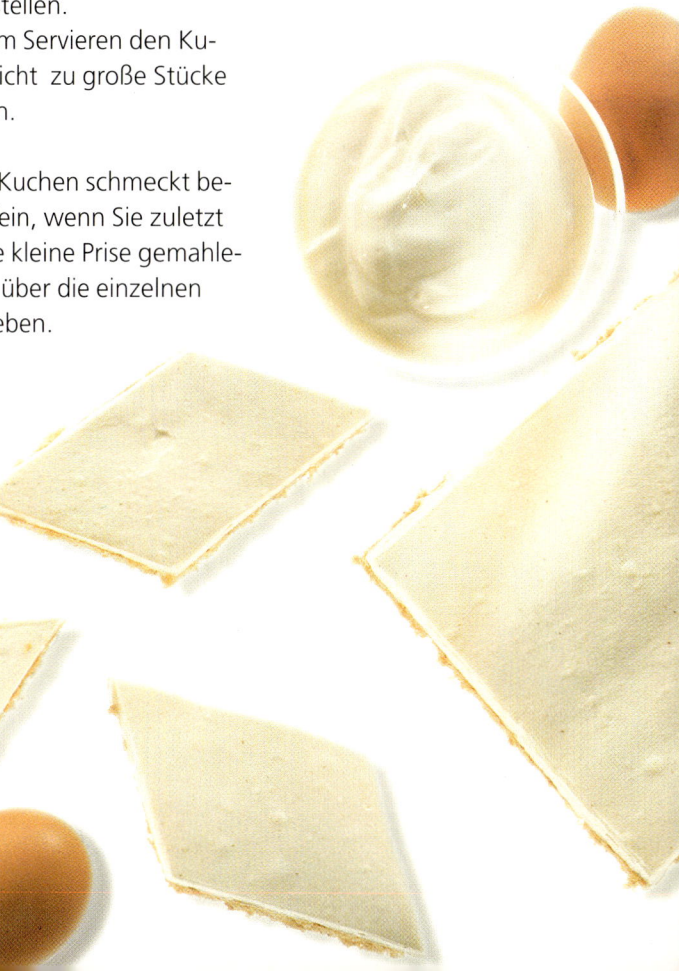

Einkaufs- und Lagertips

Obst und Gemüse richtig einkaufen

Hier können Sie von Apfel bis Zwetsche und von Aubergine bis Zwiebel alles über das richtige Einkaufen und Lagern von Obst und Gemüse erfahren. Denn da wir bekanntermaßen nicht nur mit dem Mund, sondern auch mit den Augen essen, ist es besonders wichtig, wie wir die so schnell und leicht verderblichen Naturprodukte behandeln.

Obst

Äpfel

Äpfel sind besonders reich an Pektin, das gut gegen Darmverstimmungen wirkt.

Einkaufen

Die Früchte sollten je nach Sorte leuchtend rot oder grün sein bzw. gelbe oder rote Backen haben. Das Fruchtfleisch sollte fest sein, die Schale weder Schrammen noch Risse aufweisen. Kleine braune »Sprossen« auf der Schale sind in der Regel wetterbedingt und beeinflussen den Geschmack der Früchte nicht.

Lagern

Äpfel reifen bei Raumtemperatur zehnmal schneller nach als im Gemüsefach des Kühlschranks. Äpfel, die den richtigen Reifegrad haben, sollte man daher in einer locker verschlossenen Papiertüte im Gemüsefach des Kühlschranks aufbewahren. Wer einen kühlen Keller besitzt, kann die Früchte auch dort lagern. Um zu verhindern, dass sie zu viel Feuchtigkeit verlieren, am besten mit einem feuchten Tuch zudecken. Die Früchte regelmäßig kontrollieren. Denn bereits ein verdorbener Apfel kann die restlichen Früchte ebenfalls ungenießbar machen.

Saison
Inländische Früchte von August bis Dezember, je nach Lagerung auch bis ins Frühjahr.

Aprikosen

Einkaufen
Die Früchte sollten fest, schwer, goldenorange und fleckenlos sein sowie auf Fingerdruck leicht nachgeben.

Lagern
Unreife Aprikosen bei Zimmertemperatur nachreifen lassen, bis sie auf Fingerdruck nachgeben. Reife Früchte in einer locker verschlossenen Papiertüte im Gemüsefach des Kühlschranks aufbewahren, innerhalb von zwei Tagen verbrauchen.

Aprikosen zeichnen sich vor allem durch ihren hohen Kalium- und Eisengehalt aus.

Saison
Inländische Früchte von Juni bis August.

Bananen

Einkaufen
Die Früchte sollten eine leuchtend gelbe Schale haben und fest sein. Weiche Bananen mit braunen Punkten sind ideal zum sofortigen Verzehr oder zum Pürieren.

Lagern
Unreife Bananen am besten bei Zimmertemperatur nachreifen lassen. Reife Bananen sollte man im Gemüsefach des Kühlschranks aufbewahren, dadurch bleibt das Fruchtfleisch fest. Die Schale wird dann jedoch braun.

Obst ist neutral, wenn man es allein, ohne andere Nahrungsmittel, isst. In Verbindung mit eiweißreichen Speisen wird Obst ebenfalls eiweißreich. Mit Kohlenhydraten darf man Früchte jedoch nie kombinieren!

Saison
Ganzjährig erhältlich.

121

Birnen

Einkaufen

Durch unsachgemäßes Lagern von Obst und Gemüse können die wertvollen Nährstoffe zerstört werden – suchen Sie daher für jede Frucht den passenden Aufbewahrungsort.

Die Früchte sollten fest (nicht hart!), fleckenlos und gereift sein. Je nach Sorte ist die Schale grün, grün mit roten Backen oder gelb mit roten Backen. Ganz reife, weiche Birnen sind nur zum sofortigen Verzehr geeignet.

Lagern

Harte, unreife Früchte bei Zimmertemperatur drei bis sieben Tage nachreifen lassen, dabei täglich umdrehen. Birnen, die den richtigen Reifegrad haben, am besten in einer Papiertüte verpackt bis zu drei Tagen im Gemüsefach des Kühlschranks aufbewahren.

Saison

Inländische Früchte von August bis Dezember.

Birnen kommen ursprünglich aus dem Kaukasus und Anatolien.

Brombeeren

Einkaufen

Die Früchte sollten schwer und ohne Druckstellen sein sowie eine dunkle Farbe aufweisen. Wenn der Blütenansatz noch an den Beeren haftet und die Früchte blassrot sind, sind sie unreif und wurden zu früh gepflückt. Brombeeren reifen nicht mehr nach. Die gezüchteten dornenlosen Brombeeren weisen oft nicht mehr den intensiven, ursprünglichen Geschmack der wilden Sorten auf.

Lagern

Die Beeren in einer mit Küchenkrepp ausgelegten Schale – mit Küchenkrepp und Klarsichtfolie zugedeckt – im Gemüsefach des Kühlschranks aufbewahren, innerhalb von zwei Tagen verbrauchen. Bitte beachten: Beeren, die bereits gewaschen wurden, lassen sich nicht mehr als ein paar Stunden aufbewahren.

Saison

Inländische Früchte von August bis Oktober.

Erdbeeren

Einkaufen
Die Früchte sollten leuchtend rot, nicht zu weich und ohne Druckstellen sein, die Blütenansätze frisch und grün. Blasse Früchte sind
unreif. Kleinere Früchte haben in der Regel mehr Aroma. Auch
Erdbeeren reifen nach dem Pflücken nicht mehr nach, verderben
aber, wie alle Beerenfrüchte, schnell.

Lagern
Siehe Brombeeren, innerhalb von zwei bis drei Tagen verbrauchen.

Saison
Inländische Früchte von Mai bis Juli.

Heidelbeeren

Einkaufen
Die Früchte sollten fest, prall und gleichmäßig groß
sein, die Schale lila-bläulich mit einem silbernen Schim-
mer. Man unterscheidet zwischen wild wachsenden und
kultivierten Heidelbeeren. Die wild wachsenden haben meist
ein intensiveres Aroma.

Lagern
Siehe Brombeeren, innerhalb von einem bis zwei Tagen verbrauchen.

Saison
Inländische Früchte von August bis teilweise Oktober.

Himbeeren

Einkaufen
Die Früchte sollten schwer, intensiv rosafarben und ohne Druckstellen sein. Wenn der Blütenansatz noch an den Beeren haftet, sind

Beerenobst lässt sich
auch sehr gut ein-
frieren. Waschen Sie
die Beeren vorher und
lassen Sie sie gut ab-
tropfen.

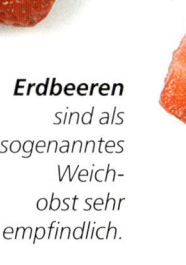

Erdbeeren
sind als
sogenanntes
Weich-
obst sehr
empfindlich.

123

sie unreif. Himbeeren reifen, wie alle Beerenfrüchte, nicht mehr nach, wenn sie geerntet sind.

Lagern
Siehe Brombeeren, innerhalb von einem bis zwei Tagen verbrauchen.

Saison
Inländische Früchte von Juli bis August.

Johannisbeeren

Einkaufen
Die Beeren an den Rispen sollten schwer, prall und rund sein, noch anhaftende Blätter frisch und grün.

Johannisbeeren sind wie alle Beerenfrüchte reich an Fruchtsäuren.

Lagern
Siehe Brombeeren, innerhalb von einem bis zwei Tagen verbrauchen.

Saison
Inländische Früchte von Juli bis August.

Kirschen

Schwarze Johannisbeeren sind neben Zitrusfrüchten und Erdbeeren besonders reich an Vitamin C.

Einkaufen
Die Früchte sollten prall und fest sein, die Farbe leuchtend. Je nach Sorte variiert sie von Dunkelrot bis Gelb mit roten Backen. Die Stiele sollten frisch und grün sein.

Lagern
Kirschen in einer locker verschlossenen Papiertüte im Gemüsefach des Kühlschranks aufbewahren, innerhalb von zwei bis drei Tagen verbrauchen.

Saison
Süßkirschen im Juni und Juli, Sauerkirschen im Juli und August.

Nüsse

Einkaufen
Nüsse in der Schale sollten sauber und ihrer Größe entsprechend schwer sein, die Schale unverletzt. Außer bei Erdnüssen darf beim Schütteln im Inneren nichts klappern. Geschälte Nüsse sollten bissfest, knackig, schwer und gleich groß sein.

Lagern
Nüsse immer so rasch wie möglich verbrauchen, da sie leicht ranzig werden. Geschälte Nüsse vakuumverpackt bis zu vier Monaten im Kühlschrank bzw. bis zu sechs Monaten im Gefrierfach aufbewahren. Nüsse in der Schale sind etwa doppelt so lange haltbar, wenn sie trocken, kühl und dunkel gelagert werden.

Saison
Inländische Nüsse (erntefrisch in der Schale) hauptsächlich in den Herbst- und Wintermonaten.

Nüsse zählen zu den sogenannten Schalenfrüchten und werden daher dem Obst zugeordnet.

Orangen

Einkaufen
Die Früchte sollten fest und ohne Druckstellen sein, die Schale leuchtend orange. Je schwerer sie für ihre Größe sind, desto saftiger sind sie. Orangen reifen, wie alle Zitrusfrüchte, nicht mehr nach.

Lagern
Orangen im Gemüsefach des Kühlschranks aufbewahren, innerhalb von einer bis zwei Wochen verbrauchen. Werden Orangen außerhalb des Kühlschranks gelagert, so sollten sie nach einer Woche verbraucht sein. Orangen verlieren schnell ihre Saftigkeit.

Saison
Nahezu ganzjährig erhältlich.

*Im weißen Fleisch unter der Schale der **Orangen** stecken wichtige Bioflavonoide.*

Der robuste Stachelbeer-strauch gedeiht in bis zu 4000 Metern Höhe. Seine Früchte sind die kugeligen oder eiförmigen, borstig behaarten Stachelbeeren.

Pfirsiche

Einkaufen

Reife Früchte geben auf sanften Fingerdruck leicht nach. Die Früchte sollten weder grün noch hart sein und keine Flecken haben. Pfirsiche werden nach dem Pflücken nicht mehr süßer, jedoch noch weicher und saftiger.

Lagern

Unreife Früchte in einer locker verschlossenen Papiertüte bei Zimmertemperatur nachreifen lassen. Reife Pfirsiche genauso verpackt im Gemüsefach des Kühlschranks aufbewahren, innerhalb von zwei Tagen verbrauchen.

Saison

Inländische Früchte von Juni bis August.

Stachelbeeren

Einkaufen

Die Früchte sollten fest und prall sein. Rotbackige Stachelbeeren sind in der Regel süßer als die grünen Sorten.

Lagern

Siehe Brombeeren, innerhalb von zwei bis drei Tagen verbrauchen.

Saison

Inländische Früchte von Juni bis August.

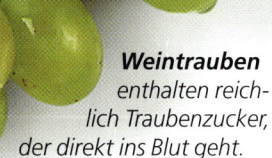

Weintrauben enthalten reichlich Traubenzucker, der direkt ins Blut geht.

Weintrauben

Einkaufen

Die Trauben sollten fest und prall sein, die Stielchen grün. Grüne Sorten haben das meiste Aroma, wenn sie einen Gelbton haben, rote Sorten, wenn alle Trauben an der Rebe einen intensiven Rotton haben. Weintrauben reifen nach dem Pflücken nicht mehr nach.

Lagern

Weintrauben in einer locker verschlossenen Papiertüte im Gemüsefach des Kühlschranks aufbewahren, innerhalb von zwei bis fünf
Tagen verbrauchen – dies hängt von der Sorte ab.

Saison

Nahezu ganzjährig erhältlich.

Zitronen

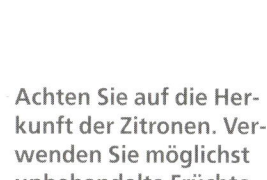

*Zitronen kamen
um ca. 1000
n. Chr. von China
nach Europa.*

Einkaufen

Die Früchte sollten fest und leuchtend gelb sein. Wie alle Zitrusfrüchte reifen sie nicht mehr nach. Dünnschalige Zitronen sind im
Verhältnis zu ihrer Größe saftreicher als dickschalige Sorten.

Lagern

Zitronen im Gemüsefach des Kühlschranks aufbewahren, innerhalb
von einer bis zwei Wochen verbrauchen.

Saison

Ganzjährig erhältlich.

Zwetschen

Einkaufen

Die Früchte sollten eine intensive Farbe haben. Reife Früchte sind
am Stielansatz weich und geben auf leichten Fingerdruck nach.

**Achten Sie auf die Her-
kunft der Zitronen. Ver-
wenden Sie möglichst
unbehandelte Früchte.**

Lagern

Unreife Früchte in einer locker verschlossenen Papiertüte bei Zimmertemperatur nachreifen lassen. Täglich den Reifegrad kontrollieren. Reife Früchte genauso verpackt im Gemüsefach des Kühlschranks aufbewahren, innerhalb von drei Tagen verbrauchen.

Saison

Inländische Früchte von Juli bis September.

Gemüse

Auberginen

Einkaufen
Die Früchte sollten prall, wohlgeformt und für ihre Größe schwer sein, die Schale dunkelviolett und glänzend und der Stielansatz frisch. Alte Früchte weisen verschrumpelte Stellen und Flecken auf.

Lagern
In Papier gewickelt im Gemüsefach des Kühlschranks aufbewahren, innerhalb von drei bis vier Tagen verwenden.

Haben Sie schon einmal den Geschmacksunterschied zwischen einem Blumenkohl aus konventionellem Anbau und einem aus biologischem Anbau bemerkt?

Saison
Einheimische Ware von Juli bis Oktober.

Blumenkohl

Einkaufen
Die Köpfe sollten fest, cremig-weiß und die Röschen geschlossen, die anhaftenden Blätter frisch und leuchtend grün sein.

Lagern
In einer locker verschlossen Papiertüte im Gemüsefach des Kühlschranks aufbewahren, innerhalb von zwei Tagen verbrauchen.

Saison
Inländische Ware in den Sommer- und Herbstmonaten.

Bohnen

Einkaufen
Die Hülsen sollten knackig frisch und kräftig grün sein, der Stielansatz nicht vertrocknet.

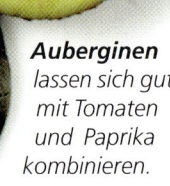

Auberginen lassen sich gut mit Tomaten und Paprika kombinieren.

Lagern
In einer locker verschlossenen Papiertüte im Gemüsefach des Kühlschranks aufbewahren, innerhalb von vier Tagen verbrauchen.

Saison
Inländische Ware von Juli bis September.

Brokkoli

Einkaufen
Die Köpfe sollten geschlossene, dunkelgrüne
Röschen haben. Die Stiele sollten dünn und nicht
holzig sein.

Lagern
In einer locker verschlossenen Papiertüte im Gemüsefach
des Kühlschranks aufbewahren, innerhalb von zwei bis drei Tagen
verbrauchen.

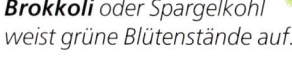

Brokkoli *oder Spargelkohl
weist grüne Blütenstände auf.*

Saison
Inländische Ware in den Sommer- und Herbstmonaten.

Chicorée

**Chicorée – eine
Verwandte des Löwen-
zahns – wird auch als
Kaffeeersatz oder
-zusatz verwendet.**

Einkaufen
Die einzelnen Stauden sollten fest, geschlossen und weiß sein, die
Spitzen leicht gelblich. Der Wurzelansatz darf nicht ausgetrocknet
und braun sein.

Lagern
Locker in Papier eingeschlagen im Gemüsefach des Kühlschranks
aufbewahren, innerhalb von zwei bis drei Tagen verbrauchen. Ein-
geschweißte Chicoréestauden können bis zu einer Woche halten.

Saison
Inländische Ware in den Wintermonaten.

Fenchel

Einkaufen

Die Knollen sollten fest, weiß und fleckenlos sein, die Stengelchen knackig und das Fenchelgrün zart.

Der Gemüsefenchel schmeckt leicht nach Anis. Seine Knollen können roh in Salaten oder gekocht mit Käsesauce verwendet werden.

Lagern

In einer locker verschlossenen Papiertüte im Gemüsefach des Kühlschranks aufbewahren, innerhalb von zwei bis drei Tagen nach Einkauf verbrauchen.

Saison

Inländische Ware in den Sommer- und Herbstmonaten.

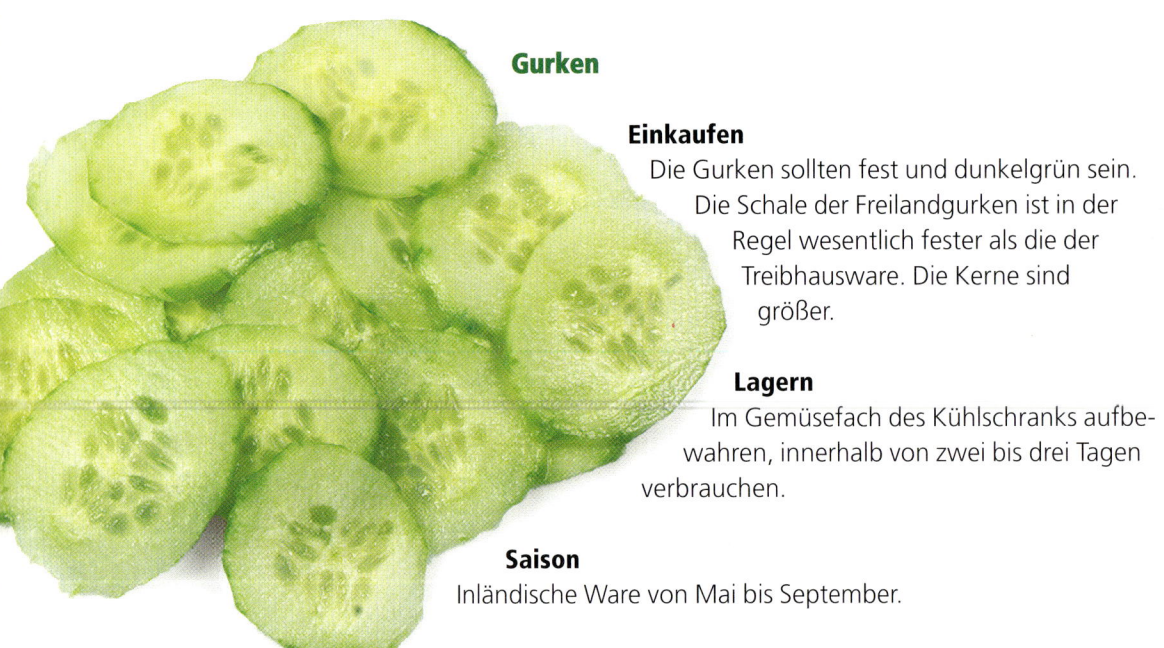

Gurken

Einkaufen

Die Gurken sollten fest und dunkelgrün sein. Die Schale der Freilandgurken ist in der Regel wesentlich fester als die der Treibhausware. Die Kerne sind größer.

Lagern

Im Gemüsefach des Kühlschranks aufbewahren, innerhalb von zwei bis drei Tagen verbrauchen.

Saison

Inländische Ware von Mai bis September.

Gurken gibt es kleinfrüchtig (Senfgurken) oder großfrüchtig (Salatgurken).

Karotten

Einkaufen

Die Karotten sollten fest, wohlgeformt und kräftig orangefarben sein, das Grün frisch.

Lagern
Von Bundkarotten das Grün abschneiden. Im Gemüsefach des Kühlschranks aufbewahren, innerhalb von zwei bis drei Tagen verbrauchen. Herbst- und Winterkarotten ohne Grün kühl und dunkel lagern, innerhalb von einer Woche verwenden. Ungewaschene Karotten können in einer Kiste mit Sand aufbewahrt werden.

Saison
Inländische Ware ganzjährig erhältlich.

Kohlrabi

Einkaufen
Die Knollen sollten möglichst klein sein und frische grüne Blätter haben. Je kleiner die Knollen, desto zarter und aromatischer sind sie meist im Geschmack. Das Fruchtfleisch großer Knollen ist oft trocken und holzig.

Lagern
Die Blätter entfernen. Locker in Papier eingeschlagen, im Gemüsefach des Kühlschranks bis zu drei Tagen aufbewahren.

Saison
Inländische Ware von April bis Oktober.

Möhren sind ein ideales Mittel gegen Frühjahrsmüdigkeit.

Knollensellerie

Einkaufen
Die Knollen sollten fest und nicht zu groß sein.

Lagern
Locker in Papier eingeschlagen kühl aufbewahren, innerhalb von einer Woche verbrauchen.

Saison
Inländische Ware in den Herbst- und Wintermonaten.

Seit Menschengedenken werden die schmackhaften Wurzeln der Möhren- bzw. Karottenpflanzen kultiviert.

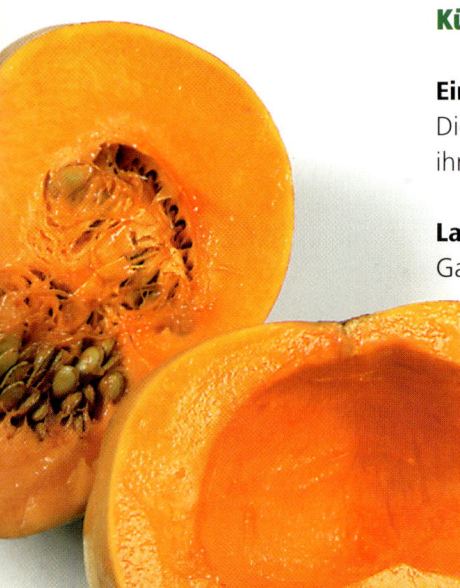

Kürbis

Einkaufen

Die Herbst- und Winterkürbisse sollten fest, dickschalig und für ihre Größe schwer sein.

Lagern

Ganze Kürbisse am besten luftig, kühl und dunkel lagern. Sie halten sich so bis zu zwei Monaten. Kürbisstücke in Klarsichtfolie gewickelt im Gemüsefach des Kühlschranks aufbewahren, innerhalb von zwei bis drei Tagen verbrauchen.

Saison

Inländische Ware ist erhältlich in den Herbst- und Wintermonaten.

Kürbisse werden häufig zu süßsaurem Essiggemüse verarbeitet.

Lauch

Einkaufen

Die Lauchstangen sollten grün, der Wurzelansatz frisch sein. Kleinere bis mittelgroße Stangen sind in der Regel zarter und aromatischer.

Lagern

Locker in Papier eingeschlagen im Gemüsefach des Kühlschranks aufbewahren, innerhalb von einer Woche verbrauchen.

Saison

Inländische Ware nahezu das ganze Jahr über erhältlich.

Mangold, auch römischer Kohl oder Dauerspinat genannt, wird häufig aufgrund seines milderen Geschmacks anstelle von Spinat verwendet.

Mangold

Einkaufen

Die Blätter sollten frisch, fest, dunkelgrün und glänzend sein, die Stiele je nach Sorte dünn oder dick und rot oder weiß.

Lagern
Nach Möglichkeit noch am selben Tag verwenden, da er ähnlich wie Spinat schnell an Frische verliert und zusammenfällt. Ansonsten locker in Papier eingeschlagen im Gemüsefach des Kühlschranks aufbewahren, innerhalb von einem bis zwei Tagen verwenden.

Saison
Inländische Ware in den Sommermonaten.

Melone

Einkaufen
Die Kriterien variieren von Sorte zu Sorte. Generell sollte man Melonen wählen, die keine weichen, wässrigen Druckstellen haben. Bei einigen Sorten kann man den Reifegrad am Duft erkennen.

Lagern
Um das Nachreifen zu beschleunigen, unreife Melonen in einer locker verschlossenen Papiertüte bei Zimmertemperatur aufbewahren. Einmal angeschnittene Melonen reifen nicht mehr nach. Melonenviertel oder -scheiben in einer versiegelten Plastiktüte oder gut in Klarsichtfolie eingeschlagen im Kühlschrank aufbewahren, innerhalb von zwei Tagen verbrauchen.

Saison
Vor allem in den Sommermonaten in großer Auswahl erhältlich.

Paprika

Einkaufen
Die Früchte sollten fest, glänzend, wohlgeformt, ohne Druckstellen und für ihre Größe schwer sein, der Stielansatz frisch. Je nach Reifegrad zeigen die Früchte eine grüne, gelbe oder rote Farbe. Die roten Früchte sind ganz reif und haben einen intensiveren und eher süßen Geschmack.

Melonen gehören zu den Kürbisgewächsen und können als Obst oder Gemüse verzehrt werden.

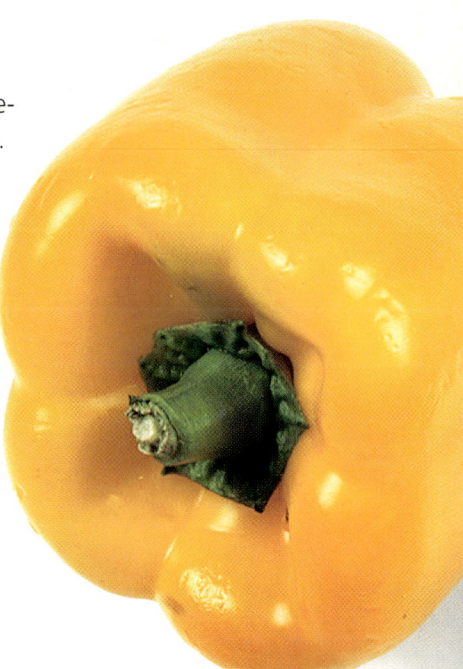

***Paprika** wirkt appetitanregend und verdauungsfördernd.*

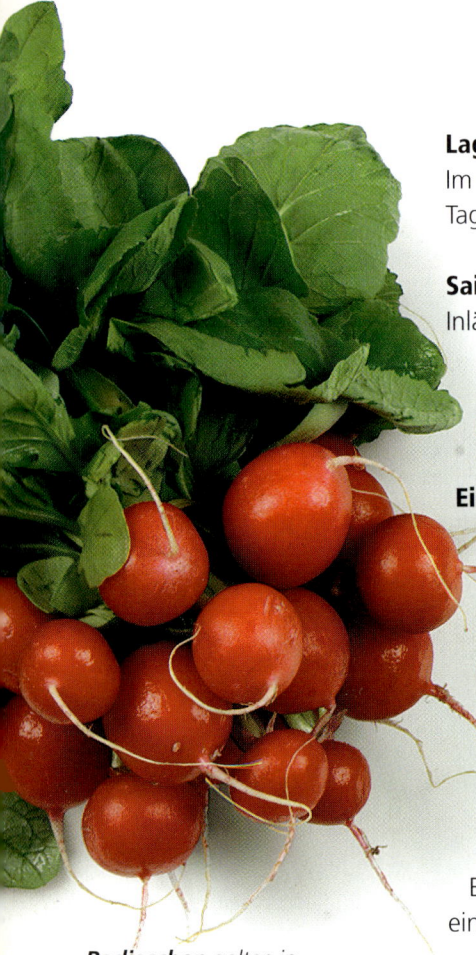

Lagern
Im Gemüsefach des Kühlschranks aufbewahren, innerhalb von drei Tagen verbrauchen.

Saison
Inländische Ware in den Sommermonaten bis zum Spätherbst.

Pilze

Einkaufen
Die Pilzköpfe sollten möglichst fest und ohne Druckstellen sein, die Hüte geschlossen und die Stiele nicht ausgetrocknet.

Lagern
Die Pilze ungewaschen und locker in Küchenkrepp eingeschlagen oder in einer Papiertüte im Gemüsefach des Kühlschranks aufbewahren, innerhalb von zwei bis drei Tagen verbrauchen.

Saison
Einheimische Zuchtpilze sind das ganze Jahr hindurch erhältlich; einheimische Pfifferlinge und Steinpilze im August und September.

Radieschen gelten in der Volksmedizin als Krebsschutznahrung.

Radieschen

Einkaufen
Die Radieschen sollten fest und prall, die anhaftenden Blätter frisch und grün sein.

Radieschen und Rettiche werden im Allgemeinen roh gegessen, einige Arten werden in manchen Gegenden aber auch als Wintergemüse gekocht.

Lagern
Am besten Radieschen immer noch am selben Tag essen. Ansonsten die Blätter entfernen. Die Radieschen ungewaschen in einem locker verschlossenen Plastiktütchen im Gemüsefach des Kühlschranks aufbewahren, innerhalb von zwei bis drei Tagen verbrauchen. Werden Radieschen für eine Weile in Wasser gelegt, erhalten sie oft wieder ihre ursprüngliche Frische. Danach sollten sie jedoch

sofort verzehrt werden. Gewaschene Radieschen bitte nicht weiter im Kühlschrank aufbewahren.

Saison
Einheimische Ware von Juni bis Oktober.

Rettich

Einkaufen
Die Rettiche sollten fest und für ihre Größe schwer sein, die anhaftenden Blätter frisch und grün. Kleinere Rettiche sind in der Regel seltener holzig als große Exemplare.

Rosenkohl ist eine beliebte und widerstandsfähige Kohlsorte, auf die im Winter kaum jemand verzichten möchte.

Lagern
Rettiche schmecken am besten ganz frisch. Rettiche immer ungewaschen im Gemüsefach des Kühlschranks aufbewahren, dabei Blätter stets entfernen. Schnittstellen mit Klarsichtfolie zudecken, innerhalb von zwei bis drei Tagen verwenden.

Saison
Einheimische Ware von Juni bis Oktober.

Rosenkohl

Einkaufen
Die Köpfchen sollten fest, schön grün und für ihre Größe schwer sein. Kleine Köpfchen schmecken am besten.

Lagern
Unansehnliche äußere Blättchen entfernen und in einer locker verschlossenen Papiertüte im Kühlschrank aufbewahren, innerhalb von drei Tagen verbrauchen.

Saison
Inländische Ware in den Herbst- und Wintermonaten.

Sommerrettiche
sind außen weiß oder rosa, Winterrettiche dagegen schwarz.

Rote Bete

Einkaufen

Die roten Rüben sollten nicht zu groß, fest und für ihre Größe schwer sein. Leichte Rübchen sind oft holzig.

Lagern

Am besten luftig, kühl und dunkel lagern. So halten sie sich bis zu zwei Monaten.

Saison

Inländische Ware von September bis ins Frühjahr.

Rotkohl eignet sich sehr gut zum Einlegen.

Rotkohl

Einkaufen

Die Köpfe sollten fest und für ihre Größe schwer sein, die Farbe intensiv.

Lagern

Frisch geerntet und an dunklem, frostfreiem Ort läßt sich Rotkohl monatelang aufbewahren.

Saison

Inländische Ware von Mitte Oktober bis in die Frühjahrsmonate.

Durch Kochen verliert Rotkohl die Farbe und wird blau, daher auch der Name »Blaukraut«, der in manchen Gegenden verwendet wird.

Schwarzwurzeln

Einkaufen

Die Stangen sollten gleichmäßig dick, lang und fest sein.

Lagern

In Papier gewickelt im Gemüsefach des Kühlschranks aufbewahren, innerhalb von zwei bis drei Tagen verbrauchen.

Saison
Inländische Ware in den Herbst- und Wintermonaten.

Spargel

Einkaufen
Die Stangen sollten frisch, gleichmäßig dick, lang und fest sein, die Köpfe geschlossen.

Lagern
Möglichst noch am selben Tag zubereiten. Ansonsten in ein feuchtes Tuch gewickelt im Gemüsefach des Kühlschranks aufbewahren, innerhalb von einem bis zwei Tagen verbrauchen.

Saison
Inländische Ware von Mitte April bis zum 24. Juni.

Spargel gehört zur Art der »ausdauernden Gemüse« und gilt seit alters als Feinschmeckergemüse.

Spinat

Einkaufen
Die Blätter sollten zart, knackig und hell- bis dunkelgrün sein.

Lagern
Welke Blätter entfernen. Den restlichen Spinat putzen, gründlich waschen und auf Küchenkrepp abtropfen lassen. In einer locker verschlossenen Plastiktüte im Gemüsefach des Kühlschranks aufbewahren, innerhalb von zwei Tagen verbrauchen.

Saison
Inländische Ware von Mitte März bis Dezember.

Tomate

Einkaufen
Die Früchte sollten fest, leuchtend rot sein und aromatisch duften.

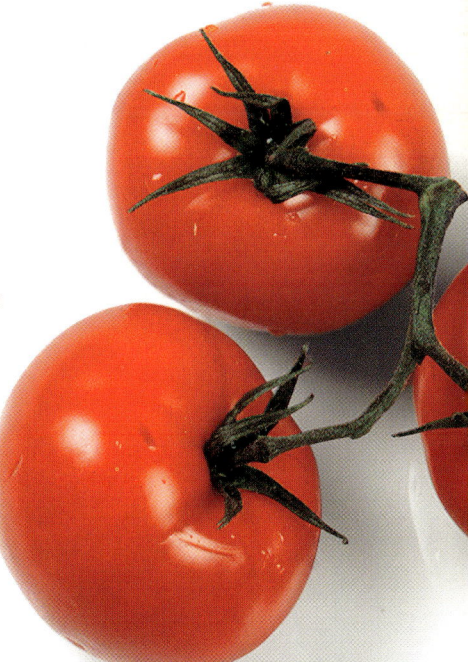

Tomaten enthalten, wenn sie noch grün sind, das giftige Solanin.

Grün geerntete Tomaten reifen nach und werden rot, wenn sie an einem dunklen, mittelwarmen Ort aufbewahrt werden.

Lagern

Tomaten nie im Kühlschrank aufbewahren. Sie verlieren dabei zu viel Aroma. Außerdem sollten sie nie zusammen mit Gurken oder Blumenkohl gelagert werden. Tomaten scheiden Äthylen aus, das Gurken leicht vergilben lässt. Auch Blumenkohl verliert durch Äthylen seine Festigkeit.

Saison

Inländische Ware von Juli bis November.

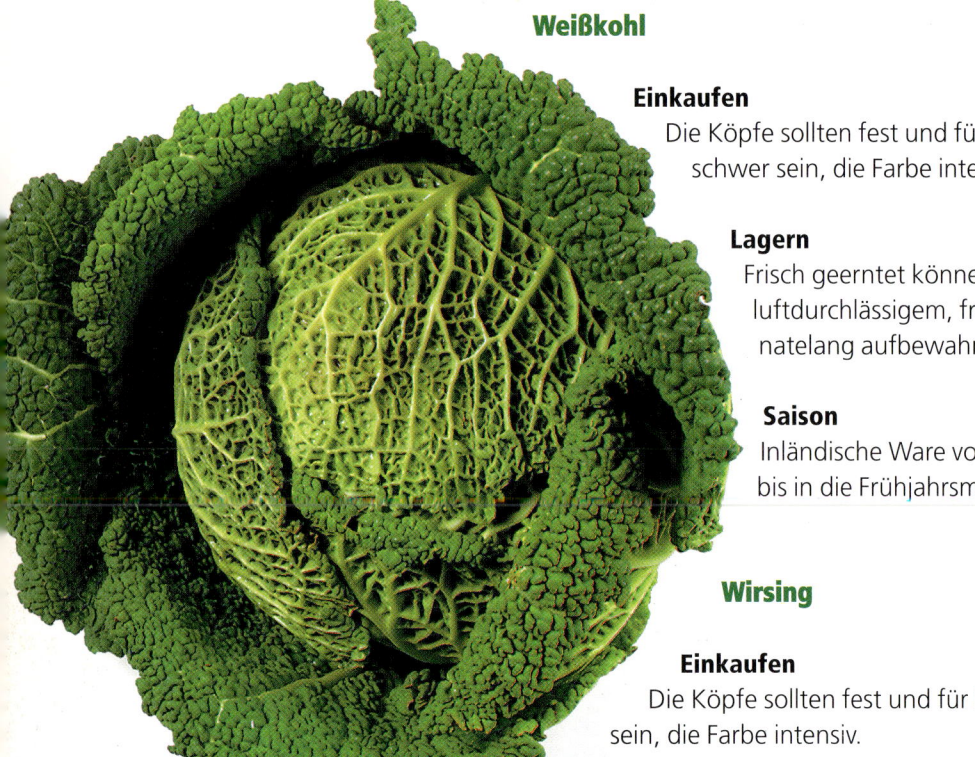

Weißkohl

Einkaufen

Die Köpfe sollten fest und für ihre Größe schwer sein, die Farbe intensiv.

Lagern

Frisch geerntet können die Köpfe an luftdurchlässigem, frostfreiem Ort monatelang aufbewahrt werden.

Saison

Inländische Ware von Mitte Oktober bis in die Frühjahrsmonate.

Wirsing

Einkaufen

Die Köpfe sollten fest und für ihre Größe schwer sein, die Farbe intensiv.

Lagern

Im Gegensatz zum Winterwirsing sind die anderen Wirsingsorten nur begrenzt haltbar. Am besten in Papier eingeschlagen im Gemüsefach des Kühlschranks aufbewahren, innerhalb von zwei bis drei Tagen verwenden.

Wirsing deckt, roh gegessen, mit nur 100 Gramm den Tagesbedarf an Vitamin C.

138

Saison

Inländischer Frühlingswirsing von Ende Mai bis Juni, September-
wirsing von August bis Oktober, Winterwirsing in den Wintermonaten bis zum Frühjahr.

Zucchini

Einkaufen

Diese Früchte aus der Kürbisfamilie sollten fest und wohlgeformt
sein, die Schale schön grün und unverletzt, der Stielansatz frisch.
Kleinere Früchte sind in der Regel zarter.

**Unbehandelte Zucchini
können mit Schale ge-
nossen werden, sollten
aber natürlich vorher
gewaschen werden.**

Lagern

An einem kühlen, dunklen Ort aufbewahren, innerhalb von drei
Tagen verbrauchen.

Saison

Einheimische Ware von Mai bis Oktober.

***Zwiebeln** sollen eine
antiasthmatische
Wirkung haben.*

Zwiebel

Einkaufen

Die Zwiebeln sollten fest sein und ihre charakteristische
Farbe haben, also hellbraun, rot oder weiß.

Lagern

Zwiebeln an einem dunklen, kühlen und lufti-
gen Ort aufbewahren. Sie halten sich auf diese Weise bis zu zwei Monate. Besonders praktisch: Zwiebeln an
ihren Enden zu einem Zopf
flechten und diesen aufhängen.

Saison

Einheimische Ware ganzjährig
erhältlich.

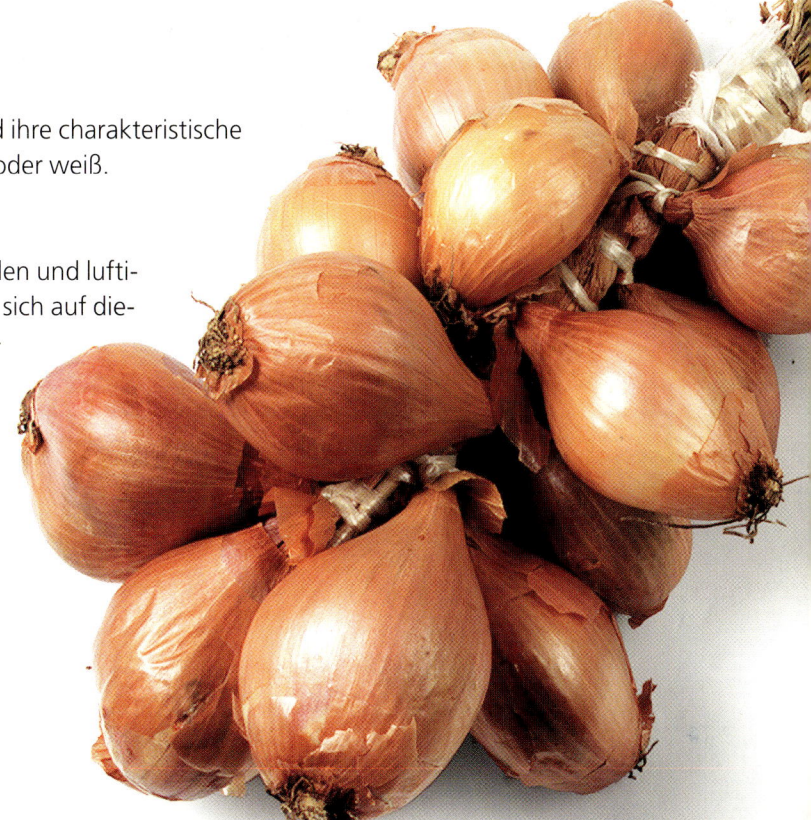

Verwendete Literatur

Deutsche Gesellschaft für Ernährung: Ernährungsbericht 1992

Gniech, Gisela: Essen und Psyche. Springer Verlag. Berlin, Heidelberg 1995

Henschel, Helga: Rundum schlank durch Trennkost. Südwest Verlag. München 1995

Heßmann-Kosaris, Anita: Wohl fühlen bei jedem Wetter. Südwest Verlag. München 1994

Kraft GF GmbH: Mehr Wissen über Ernährung Nr. 1, 2, 4, 5 und 6

Menden, Erich: Wie funktioniert das? Die Ernährung. Meyers Lexikonverlag. Mannheim 1990

Moderne Ernährung heute. Kompendium Wissenschaftlicher Pressedienste 1. Köln 1995

Sunset: Fresh Produce from A to Z. Lane Publishing Co. Menlo Park, California 1987

Walb, Ludwig u.a.: Original Haysche Trennkost. Karl F. Haug Verlag. Heidelberg 1994

Bildnachweis

Alle Bilder stammen von Südwest Verlag ©, München: 6 bis 85 und 120 bis 144 (digital), 86 bis 119 (Dirk Albrecht, Meinerzhagen) mit Ausnahme von Kraxenberger, München: Titelbild (Einklinker re.); Mauritius, Mittenwald: 36, 44 li. u. (Rosenfeld); Studio L'EVEQUE, München: Titelbild li. (Harry Bischof)

Hinweis

Das vorliegende Buch ist sorgfältig erarbeitet worden. Dennoch erfolgen alle Angaben ohne Gewähr. Weder Autorin noch Verlag können für eventuelle Nachteile oder Schäden, die aus den im Buch gemachten Hinweisen resultieren, eine Haftung übernehmen.

Über die Autorin

Heike Knophius studierte Haushalts- und Ernährungswissenschaften in Gießen. Anschließend war sie lange Zeit als Ressortleiterin für Ernährung bei mehreren großen Frauenzeitschriften tätig. Heute schreibt sie als selbstständige Fachjournalistin über moderne Ernährung und entwickelt neue Diäten.

Anmerkung der Redaktion

Diesem Buch liegt die im Juli 1996 in Wien beschlossene und ab 1.8.1998 verbindliche Neuregelung der deutschen Rechtschreibung zu Grunde.

Impressum

© 1997 Südwest Verlag GmbH & Co. KG, München

Redaktion: Julei M. Habisreutinger
Projektleitung: Sandra Klaucke
Redaktionsleitung: Dr. Reinhard Pietsch
Bildredaktion: Sabine Kestler
Produktion: Manfred Metzger
Layout: Manuela Hutschenreiter
Umschlag: Heinz Kraxenberger
Plakat: Till Eiden
DTP/Satz: Journalsatz GmbH, München

Printed in Italy

Gedruckt auf chlor- und säurearmem Papier

ISBN 3-517-01923-2

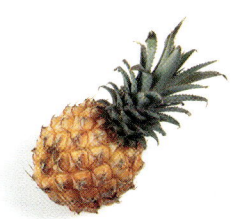

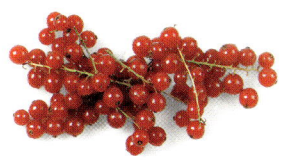

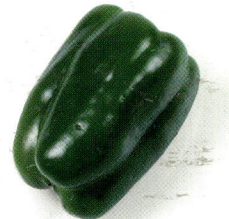